DIX
AIGUILLES

DIX AIGUILLES

Récit de
Martin Latulippe

Les Éditions
de la Francophonie

Illustration
de la couverture : **Shaun Jaillet**

Photo de Sean
de la couverture
arrière : **Daniel St-Louis**

Mise en pages : **Info 1000 mots inc.**
info1000@sympatico.ca • 1-418-833-3063

Corrections : **Linda Breau**

Production : **Les Éditions de la Francophonie**
55, rue des Cascades
Lévis (Qc) G6V 6T9
Tél. : 1-866-230-9840 • 1-418-833-9840
Courriel : ediphonie@bellnet.ca

Distribution : **Les Éditions de la Francophonie**
55, rue des Cascades
Lévis (Qc) G6V 6T9
Tél. : 1-866-230-9840 • 1-418-833-9840
Courriel : ediphonie@bellnet.ca

ISBN 978-2-89627-130-6

Dépôt légal – 4e trimestre 2007
Bibliothèque nationale du Canada
Bibliothèque nationale du Québec
Imprimé au Canada

Table d'opération

Remerciements

Depuis la perte de notre fils, Sean, Lisette et moi sommes grandement touchés par l'appui généreux et les témoignages de sympathie de centaines d'individus, qui nous ont aidés à réaliser que la vie de Sean, même courte, n'a certainement pas été vaine. Cela nous a tous aidés à mieux vivre avec la perte d'un aussi jeune garçon, déjà très grand dans son âme, un fils dont nous sommes profondément fiers.

Dix aiguilles constitue un projet que Sean désirait vraiment voir naître. Par l'entremise de « son » livre, il savait qu'il aiderait d'autres familles à faire face à une situation semblable et qu'ultimement il aiderait les « enfants malades » en leur livrant son message criant d'espoir.

Les gens qui ont collaboré à ce livre l'ont fait avec la même détermination qui habitait Sean chaque jour. Nous désirons donc remercier particulièrement :

– Martin Latulippe, qui a bénévolement offert disponibilité, écoute et talent pour capter l'essence même de ce que fut la vie de Sean. Il a réussi à transmettre, à travers ces propos, toute la sensibilité et l'émotion qui ont entouré ces moments si émouvants.

Nous tenons également à saluer la généreuse contribution de :

– La radio CKUM ; Jean Brousseau, Louis Léger et Michèle Bernier, de Bristol ; le cousin de Sean, Shaun Jaillet, qui a créé la couverture ; Patrick Albert, Dre Nicole LeBlanc, l'infirmière Christine Poirier-Bernard, les éditeurs Denis Sonier et Faye Breau ; Brian Cormier, rédacteur et traducteur de la version anglophone ; Claire Lanteigne et Lise Frigault, aussi pour la traduction et l'organisation de l'Arbre de l'espoir.

Merci, finalement, à ceux qui ont travaillé bénévolement à la distribution du livre : Céline Allain, Janick Cormier, Gilles, Martin et Julie Daigle, Kate Fahey, Paul Fahey, Daniel Lacenaire, Marie-Michelle Losier, Lucie Melanson, Moira Murphy, Suzanne Roussel, Shirley Smallwood, les étudiants de l'école Le Mascaret, les Pharmacies Jean Coutu et la Banque Nationale.

Tous les profits de la vente de ce livre serviront à aider les enfants malades.

CHRIS COLLINS

Dédicace

À Sean, ton cœur et ton esprit resteront gravés en moi à tout jamais.

Chris et Lisette, merci de m'avoir choisi et de m'avoir accordé votre confiance pour mener à terme le rêve de votre enfant d'être publié.

À mon épouse, Chantal, mon inspiration quotidienne, et à notre fils, Kaël, notre petit rayon de soleil.

Que le passage de Sean dans nos vies puisse nous rappeler à tout instant à quel point la vie est précieuse.

MARTIN LATULIPPE

Aujourd'hui

« *Aujourd'hui est le début d'une nouvelle aventure. Je me suis fait donner cette journée, tel un cadeau. J'ai le choix de la perdre ou de la vivre jusqu'à la dernière seconde. Ce que je ferai aujourd'hui doit être important, car j'y échange une journée de ma vie. Lorsque demain viendra, cette journée sera terminée à tout jamais, laissant en arrière ce que j'aurai bien voulu y mettre. Je veux que ma contribution à la vie d'aujourd'hui soit un gain, et non une perte. Je veux qu'elle soit brillante et non sans éclat, remplie de victoires intérieures et non d'échecs afin de ne jamais regretter d'y avoir échangé une journée de ma vie. Je souhaite avoir la sagesse et le courage de vivre chacune de mes journées à la hauteur de cette intention.* »

AUTEUR INCONNU

Préface

La première fois où j'ai entendu parler de Sean Collins, sans même le connaître, il m'a livré toute une leçon de vie. C'était une journée où j'avais l'impression de vivre l'un des pires moments de ma vie. Je pensais que j'avais une journée assez difficile, personnellement, et je m'étais « presque » convaincu que les choses allaient très mal !

Bref, c'était le genre de journée que monsieur et madame Tout-le-monde expérimentent à l'occasion, lorsque certains obstacles de la vie viennent congestionner l'autoroute du quotidien.

C'est à ce moment que mon meilleur ami, Patrick, est arrivé chez moi en me demandant si je pouvais lui rendre un service délicat.

– Martin, je connais un monsieur dont le fils est âgé de douze ans et qui, pour la troisième fois, déjà, dans sa courte existence, lutte contre le cancer. La semaine passée, il a de nouveau confié à son père qu'il aimerait écrire un livre sur sa vie, histoire de raconter son combat, et peut-être même aider et inspirer les gens, comme l'a fait Terry Fox! Il veut écrire sur sa maladie, sur l'importance de l'espoir, les rêves, l'amitié, l'amour qu'il éprouve pour sa famille, la persévérance, etc. Il a déjà en tête la structure du texte, son titre et le nombre de chapitres qui composeront ce récit.

À ce moment précis, j'avais le cœur serré. J'éprouvais, disons-le, une certaine honte d'avoir cru que je vivais une «très mauvaise journée» deux minutes auparavant. Mon chum Patrick enchaîna alors:

– Il veut que son livre s'intitule *Ten Needles (Dix aiguilles)*, parce que, depuis l'âge de neuf ans, ce garçon doit recevoir une moyenne de dix piqûres par jour! Toi qui as déjà co-écrit deux livres, Martin, accepterais-tu de rencontrer ce jeune pour le questionner, enregistrer ses réponses et peut-être mettre en pages quelque chose?

Ma réponse fut instantanée:

– En toute humilité, si je peux être au service de ce beau projet, je ferai n'importe quoi pour aider ce jeune garçon avec son projet.

Déjà, je me sentais «redevable» envers Sean Collins, sans même l'avoir rencontré. Sean venait de m'enseigner toute une leçon que tous, nous avons souvent tendance à oublier : celle de toujours mettre en perspective les obstacles que l'on affronte dans la vie !

Qui ne s'est jamais plaint de ses petits tracas du quotidien ? Avais-je vraiment des problèmes, moi, cette journée-là ? Avons-nous réellement des problèmes, vraiment, lorsque l'on pense à tout ce que Sean devait endurer au quotidien ? La réponse est simple, catégorique : NON, JAMAIS !

J'ai donc accepté de rencontrer Sean Collins et de l'aider à réaliser sa mission : publier son histoire.

Comme j'ai pu le constater dès notre première rencontre, Sean est un jeune homme qui vit dans un corps qui cumule douze ans d'existence, mais qui possède l'âme et la sagesse d'une personne de soixante-dix ans.

Il faut dire, cependant, qu'il est aux prises avec de gros problèmes de santé depuis l'âge de six ans, époque où son existence a basculé. Dès lors, sa vie ne fut jamais semblable à celle des autres enfants de son âge, et Sean ne fut plus comme les autres enfants qui avaient son âge. On s'imagine que tous les enfants ont la chance et le droit de courir, de s'amuser, de sauter, de danser et de vivre sans souci. Cependant, certains enfants, comme Sean Collins, ont une enfance fort différente. Il y a longtemps que la vie n'a pas offert un répit à ce jeune garçon qui a maintenant douze ans, au moment où j'entreprends avec lui la rédaction de son récit.

Quand ce n'est pas de la chimiothérapie, de la radiothérapie ou des opérations que Sean doit subir, ce sont des transfusions de sang qu'il doit recevoir, des dizaines de médicaments antidouleur qu'il lui faut ingurgiter, et des centaines et des centaines d'heures passées dans un lit d'hôpital qui définissent son quotidien. Sean n'a jamais de répit! Et quand il finit par avoir un peu de temps pour s'adonner à une vie un peu plus normale, la douleur est toujours présente, elle ne le quitte jamais.

Concrètement, afin de bien comprendre pourquoi la notion de «super héros» définit ce garçon qui n'a presque jamais de *break*, il faut saisir que, depuis l'âge de neuf ans, Sean a eu:

- plus de 1 000 cocktails antidouleur à ingurgiter;

- plus de 1 000 piqûres;

- plus de 200 transfusions sanguines;

- plus de 100 neutropénies, un trouble hématologique qui se développe généralement chez un patient sur trois recevant une chimiothérapie, en raison d'un cancer, et qui se caractérise par une baisse dramatique des globules blancs (les neutrophiles) dans le sang;

- plus de 40 semaines de chimiothérapie;

- plus de 30 semaines de radiothérapie;

- plus de 12 opérations;

– J'ai *right* beaucoup de *pain*, comme le dit si courageusement Sean chaque fois qu'il doit reprendre son souffle et ses forces pour formuler une phrase. J'aimerais juste retrouver une vie normale, une vie sans *pain* où j'pourrais recommencer à courir et à jouer avec mes *friends*. C'est juste ça que j'veux.

– Pourquoi veux-tu écrire un livre, Sean?

–J'veux que les gens comprennent l'importance de vivre chaque journée comme si c'était leur dernière, je veux les aider à comprendre un peu plus c'que c'est que de vivre avec le cancer et, peut-être, les inspirer, comme Terry Fox l'a fait!

Vous serez en mesure de réaliser, au fil de ce récit, que le courage, la détermination et la philosophie de ce jeune champion de la vie ne laissent personne indifférent. À chaque ligne que vous lirez à l'intérieur de ce livre, n'oubliez jamais que ces mots sont ceux d'un jeune homme âgé de douze ans qui n'aura jamais eu la chance de se définir par son emploi, par son statut social, par son salaire, par son titre ou autres aspects trop souvent superficiels de la vie.

En fait, Sean Collins ne s'est toujours défini que par sa soif de vivre chacune de ses journées comme s'il s'agissait de sa dernière. Un véritable «champion de la vie», quoi, un titre que l'on oublie trop souvent de décerner aux gens qui font souvent face aux pires injustices de l'existence et qui doivent se mesurer aux plus importants obstacles que la vie sème sur leurs parcours.

Ce récit bouleversant se veut son histoire en « dix aiguilles », soit dix injections de sagesse que Sean m'a transmises pendant les trois périodes d'entrevues que nous avons eues ensemble avant qu'il ne rende l'âme, le 9 juillet 2007, à l'âge de treize ans.

À la personne la plus courageuse que j'ai rencontrée au cours de ma vie, merci, Sean. Ce fut un grand honneur de te connaître.

Un ami,

MARTIN LATULIPPE

Avez-vous déjà été emprisonné ?

Un vieil adage dit que la clé du bonheur n'est pas d'avoir ce que l'on veut, mais qu'elle réside plutôt dans la simplicité de vouloir ce que l'on a.

Assez simple, n'est-ce pas ? Mais comme le disait si bien ma grand-mère Gertrude : « Il y a des choses dans la vie qui sont plus faciles à dire qu'à appliquer. » Il n'est en effet pas toujours évident d'avoir la sagesse de vouloir ce que l'on a.

Certains obstacles de la vie ont parfois l'effet d'une brique qui vient nous frapper en plein visage. Comment vouloir de cette brique lorsqu'elle se présente à nous ? Comment avoir l'audace de célébrer ce que l'on a lorsqu'on est habité par le sentiment que les fondations de notre vie s'effondrent, tel un château de cartes?

Lors de mes rencontres avec Sean Collins, j'ai été sincèrement touché de constater comment un petit garçon de douze ans en était venu à maîtriser cette clé du bonheur: celle de vouloir ce que l'on a.

Sans doute comme d'autres personnes qui ont dû lutter contre le cancer, Sean aurait eu toutes les raisons du monde de se concentrer exclusivement sur ce qu'il voulait le plus sur terre, soit guérir de cette maudite maladie. Mais il faisait plutôt le choix de célébrer ce qu'il avait de plus précieux: le moment présent.

Bien sûr qu'il voulait guérir plus que tout au monde! Mais il n'a jamais vécu sa vie dans «la salle d'attente» d'un meilleur lendemain. Il a fait le choix de célébrer le moment présent, ce cadeau que l'on tient toujours pour acquis.

Dès notre première rencontre, l'attitude exception-nelle et le courage de Sean m'ont rappelé un ami et collègue de travail qui a aussi appris, à travers de diffi-ciles circonstances, à célébrer la vie avec ce qu'il a.

Son nom est W. Mitchell. Il est auteur et confé-rencier de renommée internationale et il commence toujours ses conférences d'inspiration de la même façon. Après plus ou moins 30 secondes d'un long silence à balayer la foule de ses yeux intenses, il pose toujours la même question: «Vous est-il déjà arrivé d'être emprisonné?»

Cette question, qui peut sembler incriminante, à première vue, prend tout son sens lorsque l'on apprend que 80 % de son corps a été brûlé par le feu lors d'un accident de motocyclette, où on a dû lui greffer les orteils à la place des doigts, afin de lui redonner une certaine motricité manuelle. Et la réponse à cette question s'explique par elle-même lorsque l'on réalise que cet homme est paralysé de la taille aux pieds, à la suite d'un autre accident qu'il a eu, en avion, cette fois-ci, et qu'il se déplace par surcroît en fauteuil roulant.

Pour W. Mitchell, ces obstacles de vie sont tous des moments où il a senti et a cru que la vie l'avait injustement emprisonné. Ses accidents, ses obstacles et ses handicaps ont longtemps été une prison pour ce grand homme.

Et plusieurs années plus tard, cet homme est le premier à nous dire que «ce n'est pas ce qui nous arrive dans la vie qui compte, mais plutôt ce que l'on en fait.»

Sa philosophie de vie est la suivante : «Avant mes accidents, il y avait 10 000 différentes choses que je pouvais accomplir. Aujourd'hui, je ne peux en accomplir que 9 000. J'ai donc le choix de me concentrer sur les 1 000 choses que je ne peux plus accomplir ou sur les 9 000 que je peux encore faire!»

Permettez-moi donc de vous poser cette question : vous est-il déjà arrivé d'être emprisonné? De ressentir que la vie vous emprisonnait à un point tel que vous avez oublié de célébrer ce que vous aviez de plus précieux, la vie? De sentir que vos petits tracas du quotidien pouvaient parfois devenir les barreaux à travers lesquels vous regardiez la réalité, la vie, votre vie?

Sean Collins, lui, a dû vivre avec ce sentiment d'emprisonnement dès son jeune âge.

Et l'on ne parle pas ici de petits tracas du quotidien. On ne parle pas d'une mauvaise journée au bureau ou à l'école, d'un collègue, d'un ami ou d'un patron irritant, de courriels qui ne fonctionnent pas ou encore d'être emprisonné dans un embouteillage qui nous retarde dans cette «chose si importante» que l'on doit accomplir….

On parle ici d'un emprisonnement intérieur. Un emprisonnement où le verdict est une question de vie ou de mort. On parle d'un emprisonnement où la sentence est d'être privé du cadeau le plus précieux au monde, soit celui d'être en santé, d'avoir la vie.

Malgré toutes les situations difficiles qu'il a dû affronter, Sean Collins a toujours insisté sur l'importance de célébrer la vie et de vivre chaque journée comme s'il s'agissait de sa dernière. Comme W. Mitchell, Sean Collins a toujours mis en pratique cette phrase: «Ce n'est pas ce qui nous arrive dans la vie qui compte, mais plutôt ce que l'on en fait.»

Sean aurait pu s'apitoyer sur son sort et accepter le verdict d'emprisonnement que la vie lui a si injustement servi à plusieurs reprises. Mais Sean en a décidé autrement.

Alors que plusieurs personnes pourraient se demander «pourquoi moi?» face à de tels défis, Sean a souvent été surpris à dire «pourquoi pas moi?». Quelle audace! «La clé du bonheur n'est pas d'avoir ce que l'on veut, elle réside plutôt dans la simplicité de vouloir ce que l'on a.»

Cette attitude l'a mené à avoir un impact énorme dans sa communauté et sur les personnes qui ont eu la chance de le côtoyer. Malgré les défis que la vie lui a envoyés, Sean, avec son attitude de «pourquoi pas moi?», a été à l'origine de plusieurs initiatives qui auront beaucoup d'impact dans les années à venir dans la lutte contre le cancer. Entre autres, l'histoire de Sean a:

– influencé les instances politiques à revoir et à émettre des lois plus strictes sur les pesticides;

– amené les instances médicales à améliorer l'assistance financière pour les familles qui doivent voyager à l'extérieur de la province pour des traitements contre le cancer;

– aidé l'établissement de meilleures lignes de communication entre les corps médicaux des hôpitaux d'Halifax et de Moncton;

– élevé le niveau de connaissances sur la maladie du cancer chez les jeunes avec la création du projet Info-Espoir. Ce projet vise à éduquer les gens, les familles, les amis et les membres d'une communauté qui doivent affronter cette difficile épreuve ;

– inspiré l'organisation de l'Arbre de l'espoir à lui rendre hommage et à nommer son tournoi de golf annuel de l'édition 2007 «La Classique Sean Collins» ;

– et la liste pourrait continuer…

À l'intérieur de son merveilleux livre *Découvrir un sens à sa vie (Mans's Search for Meaning)*, le docteur Victor Frankl, qui a survécu à quatre camps de concentration nazis, nous enseigne que, par notre propre attitude, il est possible de transformer les pires événements de notre vie en accomplissements.

C'est exactement le choix que Sean a fait. Tout ça du haut de ses douze ans, en célébrant ce qu'il avait, le cancer, à trois reprises !

Comme la majorité d'entre vous, il m'était déjà arrivé d'entendre cette phrase avant de rencontrer Sean Collins : «Vivez chaque journée comme s'il s'agissait de votre dernière.» Mais je n'en avais jamais réellement compris le sens, la nécessité ou même l'urgence.

Comme plusieurs personnes, j'avais malheureusement la prétention ou la naïveté de croire que je serais là demain, que j'avais tout mon temps. Quelle arrogance envers la vie !

Cependant, lorsqu'un jeune homme de douze ans, étendu dans un lit d'hôpital, affaibli par la douleur et les étourdissements, par la prise de médicaments et par les aiguilles qu'il a dans le bras vous regarde avec son teint pâle, ses petits yeux cernés et son petit sourire d'espoir et vous dit : « *Live everyday like it's your last.* »… Eh bien, cette phrase ne peut que résonner à tout jamais dans votre esprit, dans votre cœur et dans votre quotidien.

Sean Collins voulait, de sa propre initiative, avec son propre concept et ses propres idées, écrire un livre sur sa vie pour libérer les gens de leurs prisons quotidiennes. Il désirait les amener à célébrer la vie pour ce qu'elle est : une merveilleuse aventure parsemée de hauts et de bas. Que ce soit une mauvaise nouvelle, une mauvaise journée, une période creuse, des défis personnels ou professionnels, tous, nous vivons des instants de ce genre où nous choisissons d'emprisonner le moment présent parce que « l'on croit que ça va mal ».

Sean Collins, lui, a choisi de célébrer la vie à chaque instant et il insistait toujours sur cet aspect trop souvent oublié de l'existence.

Comme l'a si bien dit Sean : « Si tu as la santé, *everything else is no biggy.* »

Salle d'attente

« En Amérique du Nord seulement, 10 millions de personnes vivent actuellement avec un cancer et 600 000 personnes mourront de la maladie au cours de l'année. Pour saisir l'ampleur de la tragédie, imaginez que le journal télévisé vous présente chaque jour l'écrasement de quatre Boeing 747 bondés de passagers ou encore l'effondrement des tours jumelles du World Trade Center trois fois par semaine...»

Source : **Les aliments contre le cancer,** *Dr Richard Béliveau et Dr Denis Gingras, Éditions du Trécarré*

«La plupart des êtres humains sont dans une certaine mesure déjà morts. D'une façon ou d'une autre, ils ont perdu leurs rêves, leurs ambitions, leurs passions, leurs désirs d'une vie meilleure.»

OG MANDINO

«La pire tragédie au monde n'est pas la mort, mais plutôt de laisser mourir le potentiel qui nous habite alors que nous sommes encore en vie.»

NORMAN COUSINS

De petits gestes pour réduire vos risques d'être atteint d'un cancer : «Mangez mieux, soyez plus actif, ne fumez pas et évitez la fumée secondaire, protégez-vous du soleil, signalez à votre médecin tout changement de votre état de santé, passez les tests de dépistage du cancer, manipulez les matières dangereuses avec soin.»

SANTÉ CANADA

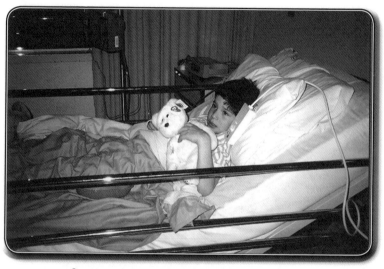

Sean après son opération au cœur – 2002.

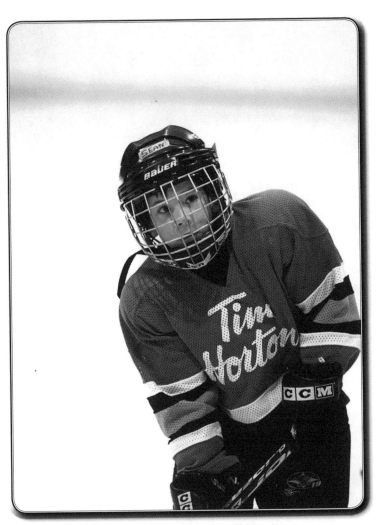

Sean au hockey – Saison 2002-2003.

2^E AIGUILLE

Ma première histoire de cœur et une petite bosse sur mon parcours

Le début de l'adolescence est souvent marqué par les premières histoires de cœur. Que ce soit à la Saint-Valentin, lors des soirées dansantes organisées par l'école ou à la récréation, c'est habituellement à cette époque que les jeunes auront leurs premières histoires de cœur.

Pour Sean Collins, la première histoire « de cœur » aura été différente. Sean est âgé d'un an et demi seulement lorsque ses parents, Lisette et Chris, sont informés par les médecins que Sean a hérité d'une mauvaise condition cardiaque appelée « **obstacle sous valvulaire aortique** », « Subaortic Stenosis ».

Bien qu'aucun parent ne désire voir son enfant aux prises avec des problèmes de santé, Lisette et Chris, eux, savaient qu'il n'y avait pas « d'urgence » pour opérer Sean. Cette « anomalie cardiaque » ne devait grandir qu'au même rythme que le cœur de Sean. Éventuellement, Sean allait devoir se faire opérer au cœur, mais les médecins avaient assuré Chris et Lisette que l'opération de Sean pouvait attendre.

Sans en être vraiment conscient, Sean venait d'avoir son « premier rendez-vous de cœur », et ça n'avait rien de romantique !

C'est donc à l'âge de six ans que Sean apprend qu'il devra subir une opération à cœur ouvert. L'anomalie qui touchait son cœur ayant grandi plus rapidement que prévu, Sean devait se faire opérer.

– Quand on m'a appris que j'allais être opéré au cœur, j'ai eu *right* peur. Mais mes parents m'ont expliqué de quoi il s'agissait. Ils m'ont rassuré et les médecins étaient tous vraiment *nice*. Après l'opération, tout allait rentrer dans l'ordre et j'allais pourvoir recommencer à jouer avec mes *friends*. La chose qui rendait toute cette aventure positive est que j'allais devoir manquer de l'école, alors j'étais vraiment content ! Ha ! Ha !

L'avant et l'après opération à cœur ouvert de Sean ont été parsemés de plusieurs beaux moments.

À cette époque de sa vie, Sean évoluait au hockey mineur, nageait et s'adonnait à plusieurs autres passe-temps avec ses amis.

Comme il le dit si humblement :

– J'ai déjà eu une vie normale, *you know*. Je suis un vrai *fan* de hockey. J'y ai joué toutes les positions. J'ai déjà été gardien de buts, mais mes positions favorites étaient défenseur et joueur d'avant. C'est *funny* parce que mon *favourite hockey player* est un gardien de but : Roberto Luongo.

Comme tous les enfants, Sean aimait vraiment s'amuser avec ses amis, jouer, sauter, courir. Il ne demandait rien de plus que de s'amuser avec ses *friends*.

– À cette époque-là, je ne savais pas qu'un jour je ne pourrais plus faire ces activités normales en raison de la condition de ma santé. Avoir su, j'aurais sauté et j'aurais couru un peu plus ! Ha ! ha !, me confia-t-il un jour, avec les tubes et les aiguilles au bras, pendant une transfusion sanguine.

Une fois l'opération au cœur réussie, Sean et ses parents se mirent à percevoir l'avenir d'un bon œil finalement. Il pouvait de nouveau recommencer à jouer avec ses amis.

– À cette époque, je ne pensais même pas que ma condition de cœur avait été un problème. Dans ma tête, c'était juste un moment où j'avais eu l'occasion de manquer de l'école. J'pouvais « watcher » des *movies* et jouer au PlayStation autant que je le voulais. Aussi, à ce moment-là de ma vie, j'dois dire que je ne savais même pas ce qu'était le cancer et qu'est-ce que ça faisait aux gens qui en étaient atteints.

Sean vécut donc son enfance normalement, comme tous les enfants sont en droit de le faire.

– « J'enjoyais » vraiment m'amuser avec mes *friends*, jouer au hockey, aller à l'école et faire des voyages de camping avec mes parents.

Sur ses souvenirs, il enchaîne :

– À l'âge de neuf ans, j'ai participé à un camp d'été avec d'autres enfants. Un jour, je m'amusais avec un autre garçon sur le bord de l'eau avec des *water bottles* en plastique qui étaient vides. Comme deux *friends* le font souvent, on se « teasait » en se donnant des coups avec les bouteilles. À un certain moment, il m'a frappé avec sa bouteille sur la main droite. Quelques minutes après avoir reçu ce coup sur la main, celle-ci avait une *right* grosse bosse d'la *size* d'une demie *golf ball*.

Sean continue :

– Au début, on pensait que c'était juste une bosse normale, et on a mis de la glace. Après quelques jours, mon père et ma mère se sont mis à penser qu'il pouvait peut-être s'agir d'une petite fracture puisque l'enflure n'avait pas vraiment disparu. *In fact*, ça n'arrêtait pas de grossir.

Ce n'est que quelques jours plus tard, lors d'un voyage en famille à Toronto, que les parents de Sean décidèrent de faire examiner sa main.

– On n'avait pas eu le temps d'aller à l'hôpital entre l'incident au camp d'été et la préparation de notre voyage pour Toronto. C'est en route vers la ville reine, à Kitchener, qu'on m'a fait passer une radiographie pour ma main. Puisque mon cousin devait aller se faire examiner une oreille bouchée à l'hôpital, alors on en a donc profité pour faire voir ma main droite et cette petite bosse.

Après quelques jours, alors que Sean est en train de vivre un de ses rêves en visitant le Hockey Hall of Fame, Chris et Lisette apprennent que la bosse sur la main de Sean pouvait être une forme de cancer. Il était cependant encore trop tôt pour le leur confirmer.

– On a dû retourner à l'hôpital pour que je subisse des prises de sang. C'était la première fois de ma vie que je devais avoir une aussi grosse piqûre dans le bras. J'me souviens que l'infirmière a dû s'y prendre à deux reprises pour trouver ma veine. C'est comme si elle grattait, grattait et grattait dans mon bras avec son aiguille, et j'avais *right* beaucoup de *pain*. À partir de ce jour-là, j'ai toujours eu *right* peur des aiguilles. Chaque fois que je savais que j'allais devoir recevoir des piqûres, je faisais des *major* crises d'anxiété.

De retour à la maison familiale, Sean, Chris et Lisette se dirigent immédiatement à IWK, à Halifax, pour que Sean puisse subir une batterie de tests et ainsi obtenir un diagnostic clair et précis sur la nature de la bosse sur sa main. Plusieurs jours s'écoulent, entre les examens et la réception des résultats de ceux-ci, en raison des longues listes d'attentes à IWK d'Halifax et des difficultés de communication entre les différents médecins. L'anxiété et la frustration face à la lenteur du processus ne font qu'empirer la situation, alors que la famille est dans l'attente, face à l'inconnu.

C'est finalement « huit » grosses semaines après leur retour de vacances de Toronto que le verdict tombe : Sean apprend qu'il est atteint d'une forme très rare de cancer à la main droite.

– La seule chose que j'ai retenue quand on m'a annoncé que j'avais un cancer, c'est que j'allais manquer de l'école. J'avais vraiment aimé ça, manquer de l'école, quand j'avais été opéré au cœur, alors je pensais que ce serait pareil.

Sean poursuit l'exploration de ses souvenirs :

– Je ne savais toutefois toujours pas ce qu'était le cancer. Ma première réaction a donc été d'être *right* fâché envers mon *friend* qui m'avait donné le coup sur la main. Dans ma tête, c'était sa faute. Après quelques jours de réflexion, mes parents m'ont expliqué que ce garçon m'avait peut-être en fait sauvé la vie puisque plusieurs personnes meurent de la maladie du cancer. Grâce à lui, on avait découvert que j'avais un cancer.

Un délai raisonnable pour recevoir un tel diagnostic aurait été d'environ deux semaines. Cette trop longue attente, face à l'inconnu, qui s'était transformée en frustration, mèneront Sean et ses parents à initier le projet de la ligne Info-espoir pour éviter qu'une autre famille ait un jour à vivre une telle attente inutile.

C'est donc au mois de septembre 2003 que Sean entreprend sa lutte contre un cancer d'une forme très rare appelé «Rhabdomyosarcome alvéolaire».

Le premier traitement auquel Sean doit se soumettre est une chimiothérapie appelée VAC. La «chimio» est un moyen parmi bien d'autres pour traiter le cancer. Elle consiste à administrer un ou plusieurs médicaments dont le rôle est de tuer les cellules cancéreuses.

– Je recevais toutes mes «chimios» par un cathéter implanté, «un port» qui est un genre de tube que l'on insère en permanence pour y planter les aiguilles qui serviront au traitement. *At least*, ça diminuait le nombre de fois que je devais recevoir des piqûres dans les veines, «cause» j'avais d'autres sortes de piqûres à recevoir.

Le cocktail de médicaments que Sean doit ingurgiter alors est l'une des pires combinaisons pour une personne qui est atteinte du cancer. Même un adulte aurait de la difficulté à subir un tel traitement tellement la médication est forte. Sean est hospitalisé pour une période de plusieurs jours chaque fois qu'il doit recevoir ces traitements, et, trois semaines plus tard, il recevait un autre traitement.

– Les trois semaines d'intervalle entre chaque traitement me permettaient de reprendre des forces et de reconstruire mes cellules sanguines qui étaient attaquées avec le traitement du VAC.

En plus de ses traitements de «chimio», Sean a dû subir cinq semaines de radiothérapie à la main et au dos.

– La «chimio» provoquait chez moi une fatigue extrême, des grosses nausées et des étourdissements. *But*, en plus de ça, ils pensaient que mon traitement avait créé une infection à mes disques dorsaux dans le bas du dos, ce qui me causait des douleurs insupportables, ou ils pensaient que j'avais aussi du cancer dans le dos. Les médecins ne pouvaient pas comprendre ce qui avait causé ma douleur au dos. *So*, ils ont donc décidé de m'opérer et d'aller gratter les os de mes disques pour obtenir des *samples*. Je n'ai jamais eu *right* beaucoup de *pain* comme ça de ma vie. Ça été la plus difficile *surgerie* que j'ai eue de ma vie. Je ne pouvais pas marcher pendant plusieurs jours après l'opération.

Sean se souvient aussi des résultats positifs:

– Malgré la *pain*, c'était *right* encourageant au début, «cause» on voyait la bosse sur ma main diminuer rapidement. À l'intérieur de deux semaines, on constatait des résultats concrets.

Après neuf mois de traitements, en alternant toujours cinq à sept jours de « chimio » et trois semaines de repos pour reprendre des forces, les médecins pensaient que Sean était en rémission.

– J'ai rapidement réalisé que le traitement du cancer avait rien à voir avec l'opération que j'avais subie à l'âge de six ans. Pour le traitement du cancer, je devais souffrir en recevant plusieurs piqûres et je détestais les aiguilles à en pleurer.

Sean se confie encore :

– À ce stade-là, les docteurs croyaient que j'étais déjà *« cancer free »*. Mais il fallait tout de même compléter le traitement, et ça me prenait de plus en plus de temps pour me sentir mieux avant de recevoir mes autres traitements. Ma moelle osseuse était fatiguée de tous les traitements et avait de la difficulté à reproduire des cellules sanguines de façon appropriée. Après chaque traitement, mes parents me laissaient frapper sur une *piñata* en guise de symbolique, et pour que je sorte ma frustration tout en m'amusant. Je m'installais sur le *lawn* en avant de notre maison avec mon *hockey stick* et je faisais exploser la *piñata*. Le premier avait des *candy* dedans, mais après ça, mes parents ont figuré *out* qu'une *piñata*, c'était beaucoup de *candy* pour un petit garçon comme moi. *So*, les autres étaient donc vides. Au total, j'en ai fait exploser 13. *All I can say*, c'est que la treizième a mangé la volé de sa vie.

C'est donc après avoir lutté du 17 septembre 2003 au 8 août 2004 contre le cancer que Sean remporte la plus grande victoire qu'il soit : celle de la vie.

La mère de Sean, Lisette, se rappelle à quel point Sean avait déjà une attitude très forte face à son premier cancer :

– Après chaque traitement, Sean y allait toujours d'un petit brin de sagesse en disant : *« Another one bites the dust. »* C'était sa façon à lui de tourner la page sur chaque épreuve qu'il devait affronter si courageusement.

Sean aussi se souvient de sa détermination :

– À la rentrée scolaire, en septembre, je voulais relever un défi pour sentir que j'étais *back on track, so*, j'ai donc décidé de me présenter aux élections comme président au niveau de la 5e année. Ma mère croyait que « je me chavirais ». Je l'entends encore me dire : « Sean, tu ne trouves pas que c'est trop, ça va te prendre beaucoup d'énergie, es-tu certain ? »

– Ma mère m'a donc aidé à confectionner mes pancartes pour les élections et je me suis présenté contre dix autres candidats. Durant la campagne, je devais livrer deux discours. Un devant les élèves et un autre devant les enseignants. *So*, j'ai pas besoin de te dire que j'étais *right happy* la journée de l'élection quand j'ai appris que j'avais gagné.

Salle d'attente

« D'après les taux d'incidence actuels, 39 % des Cana-
diennes et 44 % des Canadiens seront atteints d'un
cancer au cours de leur vie. »

Société canadienne du cancer, 2007

« Even if I don't finish, we need others to continue. It's got to
keep going without me. »

Terry Fox

« Quand j'ai appris que j'étais atteint du cancer, c'était
comme un édifice qui s'écroulait à la télévision, je ne le
croyais pas. Mon rêve de participer aux Jeux du Canada
et aux Jeux Olympiques venait de s'écrouler. »

Luc Gallant, Ambassadeur de l'Arbre de l'Espoir
et survivant du cancer

« La plupart des ombres de la vie ne sont causées que
par le fait que nous nous tenons devant notre propre
soleil. »

Ralph Waldo Emerson

Une alimentation déficiente, riche en matières grasses,
constitue la cause d'environ 30 % des cancers mortels.
Il existe un lien entre les diètes riches en matières
grasses et les cancers du colon et les cancers de la
prostate.

Santé Canada

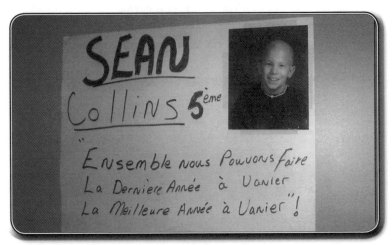

Sean en campagne à l'élection scolaire – 2004.

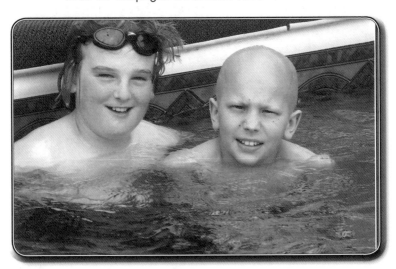

Sean et son meilleur ami, Daniel – 2006.

3ᵉ AIGUILLE

Vivez chacune de vos journées comme s'il s'agissait de votre dernière!

– Si t'avais un conseil pour les gens, Sean, qu'est-ce que tu leur dirais pour être plus heureux?

À l'instant même où j'ai posé cette question à Sean, il a été frappé par un étourdissement. Il m'avait expliqué lors de nos rencontres précédentes que les antidouleurs et les traitements qu'il subissait lui causaient parfois des étourdissements sévères, mais je ne l'avais jamais vu en avoir devant moi.

Ses pupilles se dilataient et rapetissaient, et il gémissait doucement de douleur, comme s'il tentait de reprendre le contrôle.

Que faire, que dire? Je lui dis donc de prendre son temps, la dernière chose que je voulais faire était de répéter la question pour ne pas empirer la situation. J'étais inconfortable face à mon impuissance et j'étais sidéré par la vulnérabilité que cette maladie pouvait lui causer, et cela en seulement quelques secondes.

Après cinq minutes d'étourdissements à tenter de reprendre son *focus*, Sean me regarde avec un petit sourire et me dit : « *Live every day like it's your last!* » (Vivez chacune de vos journées comme s'il s'agissait de votre dernière.)

J'étais complètement ébloui, touché et surtout ému par le courage de ce petit bonhomme.

– Je n'ai jamais pensé un jour que je n'allais plus être capable de marcher, de courir, de nager, de faire les petites choses simples que j'aimais faire, *you know*, me confie-t-il alors.

– J'aimerais dire aux gens qu'il est *right* important de faire les choses que l'on veut faire le plus tôt possible. Du *roller-coaster*, du *bungee*, du parachute, de la *dirt-bike*, du trampoline, etc.

– Par exemple, quand on est jeune, on rêve toujours au dernier jour d'école pour s'amuser avec nos *friends* et célébrer la fin de l'année, *right*. Ben *right now*, j'voudrais juste avoir la chance de ressentir un dernier jour d'école, quand tout le monde est heureux, excité que ça finisse, *but* j'en ai pas la chance. Qui aurait cru qu'un jour j'aurais voulu vivre un dernier jour d'école ! Ha ! Ha ! *But* c'est ça l'important, on devrait tous vivre notre vie comme si c'était toujours le dernier jour d'école : heureux et excité de notre journée, du moment.

Dre Nicole LeBlanc, qui a soigné Sean pendant quatre ans, a eu la chance de bien apprendre à connaître ce petit bonhomme. C'est avec les yeux pétillants et le sourire aux lèvres qu'elle se rappelle très bien que Sean incarnait à merveille cette philosophie de vie : *« Live everyday like it's your last ! »*

– À plusieurs reprises, nous avons dû changer les horaires de traitements de Sean parce qu'il voulait consommer la vie au maximum. Que ce soit des voyages de ski ou un voyage au Mexique, Sean insistait, malgré ses conditions de vie difficiles, pour vivre quand même ces expériences. Même une semaine avant qu'il nous quitte, on se demandait s'il était sage pour Sean de participer à un camp d'été auquel il était inscrit, en raison de sa condition qui dégénérait tous les jours. Sean a insisté pour quand même participer à ce camp !

– Ce p'tit gars-là a plus vécu, en quatre ans de lutte contre son cancer, qu'une personne « normale » dans une vie entière. Et malgré cela, il incarnait tous les jours la notion qu'il faut vivre chaque journée comme s'il s'agissait de notre dernière.

– Même dans ses journées difficiles, Sean avait la capacité de se concentrer sur les choses positives de sa vie. Lorsqu'il était en douleur, les infirmières lui demandaient: «Où est-ce que tu t'en vas, Sean?», et Sean répondait: «Je m'en vais en Australie!» L'Australie représentait son plus grand rêve et c'est devenu le plus beau souvenir de sa vie. Lorsqu'il vivait des moments difficiles, il visualisait l'Australie pour oublier sa douleur, se rappelle le médecin.

Lors de nos discussions, Sean précise:

– *But* la chose *right* importante avec «*Live every day like it's your last*», c'est de dire tous les jours aux gens que vous aimez comment vous les appréciez.

Lorsque Sean dit qu'il est important d'être reconnaissant d'avoir ses amis dans sa vie, voici une petite histoire touchante qui démontre, encore une fois, que Sean voulait vivre chaque instant comme s'il s'agissait de son dernier, tout en étant reconnaissant.

Dre LeBlanc raconte:

– La nuit avant que Sean ne décède, Chris et Lisette ont communiqué avec moi au chalet pour me laisser savoir que l'état de Sean se détériorait d'heure en heure. Il avait été en état comateux toute la journée. J'ai donc décidé de me rendre à son chevet à la maison. En arrivant dans sa chambre, qu'il venait juste de peinturer d'un rouge vif, je me suis agenouillée auprès de son lit. Il est soudainement sorti de son coma, et m'a dit, avec ses petits yeux pétillants et un sourire : « Dre LeBlanc, j'suis *right* content de vous voir. » Je l'ai agacé sur le choix de couleur de sa chambre parce que ça faisait des semaines qu'il nous en parlait. Il en était pas mal fier. Je lui ai ensuite expliqué que j'étais ici pour m'assurer que tout irait bien pour lui. Il avait l'air si reconnaissant ! On a même réussi à l'asseoir dans son lit et lui donner ses médicaments antidouleur qu'il n'avait pas pu prendre de la journée.

– Une fois qu'il fut retombé dans le coma, je suis allée voir l'infirmière à l'extérieur de la chambre, question de discuter des différentes options de traitements pour les heures à venir. Après quelques minutes de discussion, à l'extérieur de la chambre, j'ai donc dit à l'infirmière que j'allais m'en aller. C'est à cet instant précis que nous avons entendu un murmure provenant de la chambre. Je me suis approchée lentement de son lit pour comprendre ce que Sean tentait de communiquer. Il a ouvert les yeux, il m'a regardée et m'a dit : MERCI ! Il est ensuite retombé dans le coma. C'est le dernier mot que Sean m'a dit.

Pas besoin de vous dire que c'est la gorge serrée et l'œil humide que j'ai confié à docteure LeBlanc à quel point cette histoire représentait tellement ce que j'avais connu de Sean.

C'est exactement le Sean que j'ai connu à travers nos rencontres et c'est évident que c'est le même Sean que les 1 000 personnes et plus présentes à ses funérailles ont connu. Un p'tit gars qui, par ses actions, nous enseignait à vivre chaque journée comme s'il s'agissait de notre dernière et qui était reconnaissant auprès des gens qu'il aimait, et ce, jusqu'à son dernier souffle.

Tous les gens qui ont eu la chance de côtoyer Sean savent fort bien que cette philosophie était sans aucun doute sa marque de commerce. Et avec ce livre, Sean souhaitait plus que tout que ce qui a un jour été sa marque de commerce devienne son legs à la vie.

Un cadeau de Sean à vous tous :

«Merci de transmettre et de vivre cette philosophie de vie.»

Salle d'attente

«Vivez chaque jour comme s'il s'agissait de votre dernier. Un jour ou l'autre, vous aurez raison.»

STEVE JOBS

«Certaines personnes décèdent dès l'âge de 23 ans, mais ne seront enterrées qu'à 75 ans!»

ABRAHAM LINCOLN

«Even though I'm not running anymore, we still have to try to find a cure for cancer. Other people should go ahead and try to do their own thing now.»

Terry Fox

«Si vous deviez mourir aujourd'hui, quelle est cette chose que vous n'avez jamais osé faire que vous laisseriez mourir en vous?»

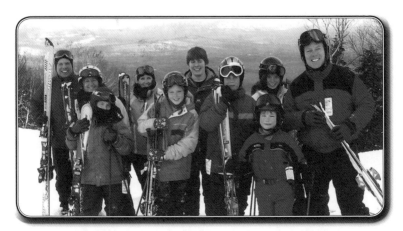

Sean à Sugarloaf avec la famille Murphy – 2005.

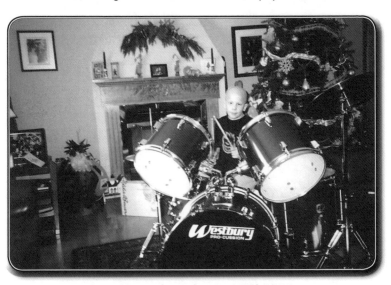

Sean jouant du tambour – Noël 2005.

Le cancer? Cool! Je vais manquer de l'école!... Le cancer? La pire chose au monde!

À la suite d'une lutte de près d'un an contre le cancer, Sean vécut une rémission qui dura neuf mois. Pendant cette période de temps, Sean a pu livrer un mandat à la présidence des élèves du niveau de la cinquième année, à son école, recommencer à s'amuser avec ses amis tous les jours, courir, sauter et «vivre une vie normale», comme il le disait si bien.

Après neuf mois de rémission, le pire cauchemar de Sean a refait surface. Le cancer contre lequel il s'était si vaillamment battu est réapparu.

– Un jour, ma mère était en train de m'appliquer de la crème solaire et elle a senti une bosse dans mon mollet. J'ai vite passé des tests et, après une série d'examens et d'analyses, les docteurs nous ont expliqué que la tumeur s'était développée à trois endroits dans mon corps : dans le dos, dans la région périanale et dans le mollet. C'était le même cancer qui s'était propagé !

– J'étais *right* fâché envers la religion et la vie en général. J'avais peur, je pleurais *right* beaucoup et je me demandais : qu'est-ce que j'avais fait à Dieu pour mériter ça ? J'avais prié *right* beaucoup lors de ma première lutte contre ce cancer, et j'étais vraiment fâché avec Jésus. J'comprenais pas et j'comprends *still* pas comment y peut laisser des choses comme ça arriver.

Ses parents se souviennent très bien que Sean avait même considéré ne pas suivre les traitements tellement il était déçu et frustré envers la vie, dans son petit cœur d'enfant de dix ans.

– Il avait beaucoup de douleur. Il ne pouvait même pas marcher à cause de la douleur dans son mollet. Il criait, il pleurait et ne savait plus quoi penser, se remémorent Chris et Lisette.

C'est lors du voyage de retour à la maison, entre Halifax et Moncton, que Chris et Lisette exposent les trois différents scénarios qui se présentaient à Sean.

– Malgré la grande tristesse et le sentiment d'injustice qui nous habitaient tous, on se devait d'être honnêtes avec Sean pour lui permettre de ressentir qu'il avait quand même un pouvoir de décision face à une situation de vie où il était si vulnérable. C'est donc à contrecœur que nous lui avons alors annoncé que la première option était de ne pas subir les traitements, si tel était son souhait.

C'est les larmes aux yeux que Sean brisa le silence :

– Qu'est-ce qui se passera si je ne fais pas les traitements ?

– Il ne te restera peut-être que six mois à vivre avant d'aller au paradis, Sean…

Sean resta silencieux. Ses parents continuèrent donc de lui exposer les possibilités qui s'offraient à lui :

– La deuxième option est de suivre un traitement où tu auras à ingurgiter différentes pilules qui pourraient te permettre de vivre un autre deux ans, si tout va bien.

– *What about* la troisième option ? demanda Sean en sanglots à ses parents.

– La troisième option est de traiter ce cancer de façon agressive et se donner le temps et l'espoir de vaincre cette maudite maladie.

La décision de Sean fut instantanée :

– On traite avec la troisième option pour vaincre cette maudite maladie.

C'est donc le 30 juin 2005 que Sean entame sa deuxième lutte contre la maladie du cancer.

Cette fois-ci, il s'agit d'un traitement un peu moins toxique que le premier, mais le traitement se voudra par conséquent un peu plus long. C'est un long périple de treize mois qui prend les allures d'une traversée du désert que Sean entreprend. Pas d'école, pas d'amis, de plus en plus restreint dans le choix de ses loisirs, Sean ne souhaite rien de plus que de pouvoir retourner à l'école avec ses amis et retrouver une vie normale le plus rapidement possible.

C'est alors cinq jours par semaine, à raison d'une fois par mois, que Sean entame sa chimiothérapie. Les traitements de « chimio » étaient la plupart du temps suivis d'épisodes de neutropénie, un état propre à certaines personnes atteintes de cancer qui subissent des traitements de chimiothérapie. Ceci obligeait les médecins à tenter d'augmenter son taux de globules blancs dans le sang et renforcer sa moelle épinière, elle aussi de plus en plus affectée par les traitements.

Les neutropénies peuvent aussi durer plusieurs jours, où le patient se retrouve seul et isolé dans une chambre d'hôpital, confiné à son lit.

En plus des différents agents de « chimio » que Sean devait recevoir, il a aussi subi de la radiothérapie du 12 octobre au 28 novembre 2005 à IWK Halifax.

En plus d'avoir à lutter contre ces traitements fort exigeants du cancer, c'est toujours avec une peur des aiguilles que Sean entreprend ses traitements.

– Je me souviens que je pouvais pleurer de Moncton à Halifax à cause de l'anxiété et de la peur que je ressentais en pensant que j'allais devoir me faire piquer.

– Un jour, mon père et ma mère m'ont expliqué qu'en raison de la rareté de mon cancer, je pouvais faire partie d'une étude et qu'en acceptant d'avoir des piqûres additionnelles, les résultats allaient pouvoir aider d'autres enfants qui étaient atteints d'un cancer similaire. C'est là que j'ai trouvé le courage d'affronter les piqûres, en sachant que les aiguilles qui allaient entrer dans mes veines allaient aider d'autres enfants. Chaque fois que je devais affronter la *pain* des piqûres, j'me « remindais » que j'étais en train d'aider d'autres enfants.

– Contrairement à l'époque de mon opération au cœur et au début de ma première lutte contre le cancer, je ne trouvais plus ça *funny* de manquer de l'école. La douleur des traitements peut devenir *right* tannante, je devais faire de la chimiothérapie, de la radiothérapie, recevoir des transfusions sanguines et je devais *fighter* chaque aiguille avec courage. À ce moment, je priais tous les jours pour retrouver ma vie normale. Je priais avec ma mère, je priais avec mon père. Je priais pour Bouddha, je priais pour que la nature m'aide et j'ai même eu des expériences avec la spiritualité autochtone. J'essaie toute sorte de prières, « cause » j'ai l'impression que *God* a « givé *up* » sur moi. Je pleure souvent avec ma mère et je pleure aussi souvent avec mon père, *but*, y faut garder la *hope right*.

– Le plus difficile, cette année-là, a été les rares moments où j'ai pu aller à l'école. Des fois, quand j'allais à l'école, certaines personnes se moquaient de moi parce que j'avais perdu mes cheveux. D'autres, « zeux », disaient que j'étais chanceux de pouvoir manquer de l'école et de recevoir des cadeaux « à cause que » j'étais malade. J'aimerais juste que ces gens-là comprennent comment de *pain* que c'est que de subir des traitements de cancer et de vivre cette maladie. Tu peux pas avoir plus de *pain* que quand tu subis des traitements de cancer, « cause » quand tu penses que tu as eu le plus mal *ever*, ça recommence quelques semaines après avec un autre traitement, et ce, pendant des mois.

– *Hopefully*, ma mère était là tous les jours pour me remonter le moral et m'aider avec les médicaments que je devais prendre.

La première fois que Sean avait eu à lutter contre le cancer, il avait été éligible pour faire un souhait afin de participer à la *Fondation Rêves d'enfants*. Il ne savait pas trop quoi choisir, mais, au fil des semaines, le choix de Sean avait pris forme peu à peu.

– Lors de mes premiers traitements, j'ai été soigné par une personne qui faisait les *setup* pour les *scans*, un genre de technicienne, et elle venait de l'Australie. Son nom était Bronwyn Hilder. Elle était *right* gentille, elle parlait avec un drôle d'accent et elle parlait *right* beaucoup de chez elle, l'Australie. Lors de mes nombreux traitements de radiothérapie, elle m'a complètement inspiré de son monde. Je savais maintenant ce que je voulais comme *wish* : visiter l'Australie.

À la fin de l'année, Sean a choisi l'Australie comme destination pour réaliser son souhait de la *Fondation Rêves d'enfants*, mais Bronwyn avait déjà quitté Halifax. Avec son souhait, Sean allait avoir la chance de la revoir en Australie.

À la suite de sa première lutte contre le cancer, Sean n'avait pas eu le temps de réaliser son souhait à l'intérieur de ses neuf mois de rémission. Ainsi, lors de sa deuxième lutte contre le cancer, l'espoir de Sean était toujours d'aller en Australie, s'il pouvait en venir à vaincre cette deuxième injustice que la vie avait mise sur son chemin.

Après treize longs mois de lutte contre le cancer, Sean vient à bout de vaincre cette terrible maladie pour la deuxième fois de sa jeune existence.

En octobre 2006, Sean et ses parents ne perdent pas une seconde et quittent le pays pour l'Australie et la Nouvelle-Zélande pour une durée de sept semaines. (Voir l'histoire de l'Australie à la 7e aiguille.)

– Une semaine après le retour de mon voyage en Australie, j'ai appris que j'avais le cancer pour une troisième fois.

Le même cancer qui l'avait déjà frappé à deux reprises vient de réapparaître. Le diagnostic de la troisième apparition de ce cancer jette alors une douche froide sur les merveilleux souvenirs de l'Australie. Cette annonce a l'effet d'un nuage des plus sombres qu'il soit dans le cœur de Sean, qui vient de vivre les moments les plus exaltants de sa vie au pays des kangourous.

– Mon cancer s'était maintenant propagé dans ma jambe, mon cou, mon dos, mes poumons, mon mollet et ma région périanale.

C'est à cet instant de sa vie que Sean a commencé à nouveau à mijoter l'idée de partager sa vie pour en faire un livre, idée qui lui avait d'ailleurs traversé l'esprit deux ans auparavant.

Dans sa tête, le fait qu'il n'avait alors que douze ans n'a jamais été un obstacle au projet d'écrire un livre sur sa vie.

– On disait toujours à Sean que la vie d'une personne était large comme ça, explique son père Chris en étendant largement ses bras de chaque côté de son corps. Je lui expliquais que le passage sur terre d'une personne n'était qu'une infime partie de l'aventure de la vie. En fait, la vie sur terre ne représente que l'épaisseur d'une feuille de papier entre mes bras qui étaient étendus très largement. Cette image a toujours donné espoir à Sean qu'il y avait autre chose qui l'attendait au-delà de sa vie sur terre, et ce, même s'il avait perdu confiance en la religion.

Vers la fin mars, une vingtaine de tumeurs s'étaient développées en Sean.

– Le cancer n'était plus contrôlable. Les médecins ont tenté des soins palliatifs pour contrôler le cancer, ils ont tenté de la «chimio» par la bouche et de la radiothérapie pour contenir les lésions, mais en vain. À ce point-là, la priorité était de s'assurer que Sean puisse nous quitter en paix, avec l'espoir que des jours meilleurs l'attendaient, me confient Chris et Lisette.

Salle d'attente

« I know that you can do the impossible. »

TERRY FOX

«Ce n'est jamais évident de subir des traitements contre le cancer. Tu as tellement de temps pour réfléchir. Surtout les soirs, seul dans ta chambre. Tu commences à penser à la vie, à la mort, à ce que tu n'as pas fait, aux risques que tu n'as pas pris, aux occasions manquées ou à ce que tu ferais de différent. Vraiment, je n'avais pas peur de la mort, mais je n'étais pas prêt à mourir. Qui l'est vraiment?»

LUC GALLANT, JARDINIER DE L'ESPOIR ET SURVIVANT DU
CANCER, ARBRE DE L'ESPOIR

«Souviens-toi de l'enfant qui dit: «Quand je serai grand». Pourquoi? Car le grand garçon dit: «Lorsque j'aurai mon diplôme». Puis il dit: «Lorsque je serai marié.» Et cela se transforme en: «Lorsque je me retirerai.» Puis, la retraite arrive et il regarde en arrière le chemin parcouru: un vent froid balaie le paysage qu'il a en sorte manqué et qui a maintenant disparu à tout jamais et il dit: «J'aurais donc dû».»

OG MANDINO

«Au-delà des chiffres, le cancer est d'abord et avant tout une tragédie humaine qui emporte avec elle les gens précieux qui nous entourent, qui prive de jeunes enfants de leur mère ou qui laisse une blessure incicatrisable aux parents terrassés par la mort de leur enfant.»

Source: Les aliments contre le cancer, *Dr Richard Béliveau et Dr Denis* Gingras, Éditions de Trécarré

5ᵉ AIGUILLE

Un cadeau de Sean pour les journées qui seront difficiles

La première fois que j'ai rencontré Sean en personne, je me souviens avoir été habité à la fois par un sentiment d'intimidation et par un grand sentiment d'injustice. J'ai d'abord été intimidé par son regard tellement sincère et authentique ainsi que par la peur de ne pas savoir quoi dire, de ne pas trouver les mots face une situation si difficile. S'en est suivi un grand sentiment d'injustice. Comment se fait-il qu'un garçon si jeune puisse se retrouver dans une condition aussi terrible?

Le teint pâle, la tête sans un cheveu, les yeux quelque peu cernés, il avait en plus de la difficulté à marcher. Il apparaissait évident que le simple fait de s'asseoir provoquait de la douleur en Sean.

Étant un ancien joueur de hockey, je décidai donc de briser la glace en parlant de hockey puisqu'on m'avait mentionné qu'il était un grand fanatique de ce sport.

Petit à petit, je vis que Sean commençait à être confortable, ce qui me permit de découvrir alors un jeune homme doté d'une force intérieure hors du commun et d'une très grande sagesse.

Après avoir discuté de la vie en général et surtout de son projet de livre, Sean me demanda si je voulais voir ses roches précieuses qu'il avait ramenées de la Nouvelle-Zélande.

– Certainement, Sean, ça me ferait plaisir.

Il sortit donc un gros sac de roches précieuses et, d'un pas lent, il s'approcha et vint s'asseoir à côté de moi. Il ouvrit le sac et le vida au complet sur une grosse table de salon massive en bois. Il devait y avoir une bonne vingtaine de roches. Il me regarda du haut de ses douze ans et me dit alors :

– Quand j'ai acheté ces roches précieuses, appelées « de la jade[1] », le vendeur m'a dit que ça pouvait

---

1. La pierre précieuse appelée « jade » (du jade) est une pierre fine et très dure, aux teintes verdâtres.

porter mal chance d'acheter ce type de roches pour soi-même. C'est lorsque l'on reçoit ce type de roches en cadeau que ça porte chance. *But* de mon côté, je venais de «fighter» le cancer pour une deuxième fois et j'en étais à ma deuxième rémission, *so*, j'me suis dis que je ne pouvais pas être plus «*bad* lucké» que ça, *right*.

– Une semaine après être revenu de mon voyage en Australie, j'ai appris que j'étais atteint du cancer pour une troisième fois… *So after all*, peut-être que ça porte mal chance d'acheter «de la jade». *But* je me souviens que ça porte chance d'en recevoir en cadeau.

– *So* toi, Martin, si tu devais choisir une roche, ce serait laquelle ta *favourite one?*

– J'en ai aucune idée, lui dis-je.

J'étais encore attristé par l'histoire qu'il venait de me confier. J'me disais que c'est incroyable de constater à quel point ce jeune n'a pas eu de chance. Quelle malchance! J'en revins donc à la question de Sean et je pris quelques secondes pour regarder toutes les roches et apprécier la douceur de quelques-unes d'entre elles en les touchant.

– Celle-ci est ma préférée, Sean.

– Wow c'est vrai qu'elle est belle, celle-là! C'est une de mes favorites aussi. Je te la donne en cadeau. Tu peux la garder avec toi. Chaque fois que tu auras une journée difficile, tu pourras prendre cette roche dans tes mains, la toucher et penser à moi.

Quel petit homme exceptionnel! J'étais complètement ébloui par son geste si humain, qui était à la fois rempli de bonté et d'inattendu, surtout venant d'un jeune garçon de douze ans.

Salle d'attente

« That's the thing about cancer. I'm not the only one, it happens all the time to people. I'm not special. This just intensifies what I did. It gives it more meaning. It'll inspire more people… I just wish people would realize that anything's possible if you try. When I started this Run, I said that if we all gave one dollar, we'd have $22 million for cancer research, and I don't care, man, there's no reason that isn't possible. No reason. »

TERRY FOX

«En enfer, les gens reçoivent de grandes baguettes chinoises, plus grandes que leurs bras, avec lesquelles ils doivent se nourrir. Quand ils ramassent de la nourriture avec leurs baguettes et qu'ils essaient de se nourrir, ils ne peuvent jamais atteindre leur bouche, car les baguettes sont trop grandes. Malgré le fait qu'il y a amplement de nourriture, tout le monde est affamé. Au paradis, les gens ont les mêmes grandes baguettes, mais tout le monde mange à sa faim et est heureux. La différence, entre le paradis et l'enfer, c'est qu'au paradis, les gens n'essaient pas de se nourrir

eux-mêmes avec leurs grandes baguettes, ils se nour-
rissent plutôt les uns les autres. »

PROVERBE CHINOIS

Mythe :

La probabilité d'avoir ou non un cancer est une question de hasard ou de génétique. Il n'y a pas grand-
chose que l'on puisse faire.

Réalité :

On peut faire beaucoup pour prévenir le cancer, aussi
bien à titre individuel qu'en tant que société. Tous les
cancers pourraient être évités par l'adoption de saines
habitudes de vie et par la mise en œuvre de politiques
protégeant la santé des Canadiens.

SOCIÉTÉ CANADIENNE DU CANCER

6ᵉ AIGUILLE

L'amitié

«Pour être un bon *friend*, c'est *right* important d'être là pour ses amis et d'être *greateful* de les avoir dans nos vies. J'ai plusieurs bons amis. J'ai un bon ami qui s'appelle Daniel Lacenaire, et, lui, y'a toujours été là pour moi. Quand je faisais mes traitements de cancer, je lui racontais tout ça et il m'écoutait toujours.»

L'amitié de Daniel et de Sean remonte à loin.

Les chemins de Sean et Daniel se croisent pour la première fois alors qu'ils sont tous deux âgés de deux ans et demi.

– On allait à la *daycare* ensemble, et, l'après-midi, quand on ne voulait pas se coucher, on avait le droit de jouer en «silence». On trouvait ça pas mal drôle d'avoir le droit de jouer en «silence».

– Daniel a toujours été comme un grand frère protecteur pour moi. Je me souviens que, lorsque l'on a commencé à jouer au hockey, il avait déjà l'instinct de me protéger. Moi, j'étais tout petit et lui, pas mal grand, alors quand de gros joueurs adverses s'en prenaient à moi, Daniel venait toujours à ma rescousse.

– Des fois, à l'école, quand les gens riaient de moi parce que j'avais plus de cheveux, Daniel me protégeait et me changeait les idées pour pas que je sois trop triste. Il allait voir ces gens-là, leur expliquait la situation, et, souvent, les gens venaient s'excuser.

– J'espère que Daniel comprend comment je l'apprécie. On a même déjà « braillé » ensemble, tu sais. Un jour, il se sentait malade, il était *home sick* et on a « braillé » ensemble parce que je savais ce que c'était d'être malade et d'être seul à la maison sans amis.

Quand je demande à Daniel de me décrire Sean, sa réaction est instantanée :

– C'est le garçon le plus courageux et le plus *amazing* que j'ai rencontré de ma vie. Tout le monde à l'école le connaissait et les gens parlaient toujours de son courage.

– Qu'est-ce que tu retiens le plus de Sean ?

– Sean faisait toujours *anything* pour les autres. Il était vraiment généreux. C'est lui qui était malade, mais c'est toujours lui qui encourageait ou qui écoutait les autres. Des fois quand j'ai mal et que j'aurais envie de me plaindre, je pense au courage de Sean et à tout ce qu'il a dû subir, et ça me donne du courage aussi. Il me manque *right* beaucoup.

Dans la solitude de sa maladie, Sean a aussi développé d'autres amitiés qu'il considérait très importantes pour son soutien moral en cours d'aventure.

– Des *friends*, ça peut aussi être des animaux. Moi, j'étais souvent seul à la maison, en raison de mon cancer, et mon chien, Amélie, et mon caméléon, Flip, sont mes deux animaux de compagnie avec qui je parle souvent. Des fois, je leur dis comment je suis triste et comment j'ai de la *pain*, et on dirait qu'ils me comprennent vraiment.

– J'ai deux autres bons *friends* qui étaient vraiment comme des frère et sœur pour moi : Tara et Aodhan Murphy. J'allais souvent jouer chez eux, ou, sinon, c'est eux qui venaient souvent chez moi. Leur papa, Mike, disait toujours que j'étais le sixième enfant de la famille ! Ils m'ont toujours fait sentir important, comme si je faisais partie de leur famille.

L'artiste qui a fait la page couverture du livre de Sean était aussi un de ses très bons amis, en plus d'être son cousin : Shaun Jaillet. Il a été le premier surpris quand Sean lui a dit que c'était lui qui allait créer l'illustration.

– J'étais *right* touché par la confiance que Sean venait de placer en moi. *But*, c'est toujours ça que Sean faisait. Il s'assurait toujours que les gens autour de lui étaient bien, même si c'est lui qui était malade.

– Je me souviens que c'est juste avant que je quitte pour BC, en 2003, que j'ai appris que Sean était atteint du cancer pour la première fois. C'était vraiment difficile à vivre, de quitter son cousin dans une telle situation. Je me rappelais tous les bons souvenirs que j'avais vécus avec Sean pour me changer les idées. On a fait *right* beaucoup de *camping trip* : Cabot Trail, Grand Mannan, New Foundland. Sean et moi allions aussi toujours à la piscine de nos grands-parents pour nous amuser.

– Aujourd'hui, c'est difficile de regarder la piscine et de ne pas imaginer Sean dedans en train de s'amuser comme un petit poisson.

– C'était *right* dur de ne pas être à ses côtés lors de ses premiers traitements de cancer, *so*, quand il a eu le cancer une deuxième et une troisième fois, je ne pouvais pas le croire.

– Au début de l'été, quand j'ai appris que les docteurs ne lui donnaient que jusqu'en juillet, j'ai insisté pour descendre et être à ses côtés. C'était difficile de voir Sean dans cette condition. Au début, j'avais peur de lui faire mal. Il était si pâle et il avait l'air si malade ! *But after all*, c'est encore lui qui prenait soin de moi! Avant de revenir de Kelowna, j'étais *right* en dépression, et, maintenant, je pense toujours à ce que Sean a eu à vivre et ça m'inspire. Lui, il était toujours *happy* et voulait toujours que les gens autour de lui soient bien, *so*, moi je veux faire comme lui en son honneur.

Un peu comme son cousin nous l'explique, l'amitié que Sean vouait aux gens qu'il côtoyait – ses amis – avait souvent l'effet d'une bonne dose d'inspiration pour ces derniers.

Dre Leblanc raconte une discussion qu'elle a eue avec Sean quelques semaines avant qu'il ne rende l'âme.

– C'était une discussion très sérieuse à propos de sa maladie et surtout de l'état dans lequel il était. Le genre de discussions difficiles que l'on doit parfois avoir entre médecin et patient. Tout au long de la discussion, j'étais émerveillée par sa façon de demeurer aussi courageux et si fort face à la situation. À la fin de la discussion, je lui ai demandé si je pouvais emprunter son courage, sa détermination et sa motivation pour une course de natation à laquelle je voulais participer. J'ai confié à Sean que ça ne me tentait pas trop d'y aller, mais qu'il m'avait donné le courage nécessaire pour le faire. J'allais donc accomplir cette épreuve de près de deux kilomètres en son honneur!

– Sean était tellement fier de dire à tout le monde que son docteur allait nager en son honneur, inspiré par lui. Une semaine avant qu'il ne rende l'âme, il participait à un camp et ne manquait pas une occasion de mentionner ça à tous ses amis au camp.

Une semaine après avoir participé à ce camp, Sean est décédé. Dre LeBlanc voulait plus que jamais tenir sa promesse envers Sean. La course avait lieu deux semaines après les funérailles, mais le legs du courage de Sean était encore très frais dans l'esprit de docteure Leblanc.

Le jour de la compétition, là-haut, du ciel, c'est tout un défi que Sean a lancé à son médecin. Un peu comme s'il voulait voir jusqu'à quel point cette femme, qui l'avait soigné, était prête à tenir sa promesse.

— C'était une journée horrible pour nager. La course a même été retardée de 90 minutes, en raison des mauvaises conditions météorologiques. Il ventait, il pleuvait, il faisait très froid et les vagues étaient assez fortes.

Dre Leblanc a tout de même tenu sa promesse et a complété la course en l'honneur de Sean qui devait être si fier, même au ciel, de voir ce qu'elle faisait pour lui, et ce, malgré vents et marées.

— Sean était comme une petite étoile brillante. C'était un petit garçon très déterminé et motivé. Il célébrait la vie tous les jours et c'est exactement ce dont je vais me souvenir, lorsque je penserai à Sean : l'importance de célébrer la vie.

– Sean a vraiment été courageux dans sa lutte contre le cancer. Mais avec Sean, ça n'aura jamais réellement été une question de lutter contre le cancer. Ça a plutôt toujours été une question de vivre chaque journée au maximum, et plusieurs personnes ont été inspirées par ce petit bonhomme et ils en ont tiré de grandes leçons, a conclu l'amie de Sean, Dre Leblanc, avec un grand sourire accroché au visage.

Salle d'attente

« On ne voit bien qu'avec le cœur. L'essentiel est invisible pour les yeux. »

LE PETIT PRINCE

« Il n'y a pas de chemin qui mène au bonheur. Le bonheur est le chemin. »

BOUDDHA

« Un vrai ami est celui qui te tend la main et qui touche ton cœur. »

INCONNU

Si tu vis jusqu'à cent ans, je veux vivre cent ans moins un jour, pour ne pas avoir à vivre sans toi. »

WINNIE THE POOH

«La véritable amitié, c'est comme la santé… tu n'en connais la valeur que lorsque tu l'as perdue.»

CHARLES CALEB COLTON

Flip, le caméléon, Dieu et Lance Armstrong

– Sean, si tu avais la chance de changer des choses dans ta vie, un peu comme le fait ton caméléon, Flip, qu'est-ce que tu aimerais changer le plus?

– Peut-être que, des fois, les gens aimeraient changer de vie comme un caméléon peut changer de couleur. Les gens pensent qu'un caméléon peut changer complètement de couleur comme dans les *movies*. C'est pas vraiment comme ça que ça fonctionne.

– On a la vie qu'on a, pis y faut en faire le *best out of it, you know.*

– Si je pouvais faire ça, de changer comme un caméléon dans les *movies*, la première chose que je voudrais changer serait de ne plus avoir le cancer. Deuxièmement, de ne plus avoir de *pain*, et, troisièmement, de juste reprendre une vie normale. J'aimerais juste relaxer des fois. De ne plus avoir de piqûres, de ne plus avoir à prendre de médicaments, de ne pas avoir à aller à l'hôpital parce que mon sang est bas ou parce que j'ai une fièvre, *you know.*

– Quand j'ai appris que j'avais le cancer pour la troisième fois, j'ai pleuré *right* longtemps et je voulais juste mourir. Je me demandais « *why me, why me* et *why me?* » *But again*, je peux me dire « *why me?* » ou je peux me dire « *why not me?* », et continuer à faire des choses. Les médecins m'ont empêché de faire de la *dirt-bike*, du trampoline et d'autres activités que j'aimais vraiment faire. *Of course* que j'étais *right* « pissé *off* ». *But* ça m'a donné la chance d'apprendre à jouer du *drum*, du *didgeridoo*, et c'est là que j'ai eu l'idée de concrétiser mon projet d'écrire un livre sur ma vie. C'est ma *way* à moi de continuer.

– *But* c'est pas facile ! Des fois, les gens regardent un gars comme Lance Armstrong comme un héros. *Don't get me wrong*, même moi, je l'aime *right* beaucoup. *But* des fois, j'me dis que j'ai traversé des challenges et des cancers *right* plus difficiles que lui. C'qui est *right* fâchant, c'est quand je pense comment j'ai prié Dieu pour d'la *help* et qu'il m'a jamais aidé. Pourquoi Dieu a aidé un gars comme Lance Armstrong et qu'il m'aide pas, moi?

– J'chus *right* fâché avec *God.*

Ses parents précisent son état d'esprit, à ce moment-là.

– Sean n'était plus dans une phase de sa vie où il ne lui suffisait que de croire en Dieu, Sean voulait surtout comprendre avant de partir, se rappellent Chris et Lisette.

– Il voulait être en mesure d'appliquer du concret sur le fait que toutes ses prières n'avaient pas été exhaussées.

Dans sa quête, Sean a donc été vivre une purification à Elsiboctouque, anciennement la réserve autochtone de Big Cove.

Des chants spirituels, des danses mystérieuses, des cérémonies invocatrices des grands esprits et des prières pour Sean étaient à l'horaire de cette purification.

– Sean y trouvait un sens. Il trouvait un certain réconfort dans le fait que les Autochtones faisaient tous ces différents rituels avec une telle intensité en son honneur, se remémorent Chris et Lisette.

Au-delà du fait de vivre une expérience exceptionnelle, Sean est ressorti de cette purification avec ce qu'il cherchait, du concret, un ami.

En effet, Sean avait fait là la rencontre de Cyril Polchies. Âgé de plus de quarante ans, Cyril est un Autochtone de plus de six pieds et 200 livres avec les cheveux longs noirs. Cyril venait tout juste d'apprendre qu'il était lui-même atteint d'un cancer.

– Lorsque Cyril a rencontré Sean, il était très impressionné de voir qu'un petit garçon de douze ans avait déjà vaincu le cancer à deux reprises. Sean représentait l'espoir pour cet homme qui traversait la difficile épreuve de commencer à croire en ses chances de survivre à un cancer, explique Lisette, la mère de Sean.

Lors de la cérémonie, les Autochtones ont dansé pour Sean, ils ont prié, ils ont chanté et ils se sont même percé la peau avec des petites aiguilles en bois en guise de sacrifice en l'honneur de Sean.

À la fin du traitement contre le cancer subi par Cyril, Sean lui a envoyé une carte qu'il a lui-même fabriquée. Sean n'était pas un grand artiste, mais ce geste venait du cœur, et il était significatif pour son ami Cyril. Sean avait habillé le devant de la carte du dessin d'une majestueuse plume d'aigle.

Ce petit geste et l'image de cette plume ont inspiré Cyril, qui a recommencé à faire de l'art, une passion qu'il avait cessé de pratiquer depuis des années déjà.

Quelques mois plus tard, Sean recevait un magnifique aigle sculpté à l'intérieur d'un panache d'orignal. À l'intérieur du panache, Cyril avait sculpté la même plume que Sean avait dessinée pour lui. Cette même plume qui l'avait inspirée à recommencer à faire de l'art.

Cette amitié avec un être aussi spirituel que Cyril venait en quelque sorte mettre un baume sur les blessures que Sean s'était infligées au contact de sa propre religion. Son amitié avec Cyril était concrète. Il n'avait pas à y croire pour qu'elle se concrétise, il la comprenait, il la vivait, elle était vraie.

Aux funérailles de Sean, Cyril est venu jouer du tam-tam et chanter un chant d'adieu pour son ami, Sean. Non pas parce que les parents de Sean le lui avaient demandé, mais simplement parce que Sean était devenu un véritable ami pour Cyril.

Salle d'attente

« Il est dit que la spiritualité est « le courage de regarder à l'intérieur de soi et d'avoir confiance ». Ce qui est alors vu et ressenti semble être un profond sentiment d'appartenance, de faire partie d'un tout, de connectivité et d'ouverture à l'infini. »

JUE WEDEMEYER

« Je vous souhaite de VIVRE votre vie ! »

JONATHAN SWIFT

«Tâchez de voir ce que personne ne voit. Décidez de voir ce que les autres décident de ne pas voir par peur de conformisme et de paresse mentale. Changez votre regard sur le monde.»

PATCH ADAMS

«On entend souvent des gens dire que telle ou telle personne ne s'est pas découverte, qu'elle se cherche encore. Le problème est que le soi intérieur n'est pas quelque chose que quelqu'un peut arriver à trouver. C'est quelque chose qui doit être créé.»

THOMAS SZASZ

L'Australie et la Nouvelle-Zélande, mon plus beau souvenir

Le plus beau souvenir à vie de Sean aura été son voyage en Australie et en Nouvelle-Zélande.

C'est le souhait qu'il avait fait à la *Fondation Rêves d'enfants*. C'était le souhait de Sean d'aller au pays des kangourous. Il avait été tellement inspiré par Bronwyn, lors de ses premiers traitements contre le cancer !

– Nous n'avions pas eu le temps d'aller en Australie après ma première lutte contre le cancer. Après neuf mois de rémission, le cancer était apparu de nouveau et nous devions rester au pays pour d'autres traitements contre mon cancer. Lorsque j'ai vaincu le cancer une deuxième fois, la priorité numéro un était maintenant de réaliser ce rêve le plus tôt possible.

– Mes parents ont donc passé plusieurs semaines à planifier ce voyage. On voulait aller en Australie et en Nouvelle-Zélande pour un total de sept semaines. Lorsque nous avons annoncé nos plans à la *Fondation Rêves d'enfants*, ils ne voulaient pas nous laisser partir aussi longtemps pour des raisons d'assurances.

– La Fondation est responsable de défrayer les coûts pour une semaine et, pour des raisons d'assurances, ils ne pouvaient pas nécessairement nous permettre de rester plus longtemps. C'était de très bonnes raisons légales, surtout s'il devait nous arriver quelque chose pendant le reste du voyage, explique Chris.

– Lorsque j'ai appris que la Fondation ne voulait pas nous laisser aller pour plus qu'une semaine, j'étais *right* beaucoup fâché. J'ai pris la *phone* et j'ai « callé » le responsable pour lui expliquer comment ce rêve était toute ma vie et comment est-ce que la *hope* de faire ce voyage m'avait permis de « fighter » contre le cancer pour une deuxième fois. J'étais *right* motivé à les convaincre, se rappelle Sean.

– Nous avons finalement signé un *disclamer* pour ne pas que la Fondation se retrouve avec des problèmes, en raison de l'extension de notre séjour, et nous avons pu faire un séjour de sept semaines.

– Notre première destination en Australie était une ville appelée Cairns. C'était la semaine défrayée par la Fondation et on l'a passée dans un *resort* qui était *JUST AMAZING*! Il y avait trois piscines, c'était très riche et très beau. On avait la plus belle chambre, la *biggest* room du *resort*. La chambre avait deux étages, c'était juste *amazing*, me raconte Sean avec les yeux aussi pétillants qu'un enfant qui se retrouve devant le plus gros sac de friandises.

– La première semaine, on a passé beaucoup de temps à relaxer parce que c'était un voyage de 29 heures d'avion. C'était difficile de s'adapter à l'horaire de l'Australie, *so*, on se reposait *right* beaucoup.

– Moi et ma mère, on se couchait à cinq heures de l'après-midi et on se levait à trois heures du matin. On allait s'asseoir sur le balcon et on écoutait les oiseaux chanter. C'était *right awesome*!

– Après trois jours, on a commencé à faire des activités. On a donc décidé d'aller nager à la mer. Au début, on trouvait qu'il n'avait pas beaucoup de gens qui nageaient, mais on a décidé d'y aller quand même. Après être allés nager, on a appris qu'il y avait des crocodiles de mer, des «*saltwater crocodiles*» qui nageaient parfois dans les eaux. Ces crocodiles peuvent mesurer jusqu'à 25 pieds *so* on n'est pas retournés nager de nouveau après avoir appris ça!

– On a aussi fait de la gondole en plein milieu de la *rainforest*. Il y avait trois stations et on pouvait voir tous les arbres magnifiques et les animaux qui vivent dans la *rainforest*. C'était *just amazing*.

– Après la semaine dans la *resort*, on est partis sur un *trip of a life time*. On a voyagé 1 700 km dans un campeur pour se rendre à Sydney, Australie. Pendant ce voyage, on faisait du camping tous les jours avec notre RV. On a fait du *snorkling* à deux reprises au Great Barrier Reef, pis c'était *too much*. Il y avait des milliers de poissons. Des petits, des moyens et des gros, c'était *just breathtaking*.

– J'ai aussi visité des Parcs exceptionnels comme Movieland. Ces endroits-là, c'était comme le paradis. J'ai aussi nourri des kangourous et j'ai tenu des gros reptiles dans mes mains.

– Qu'as-tu fait d'autre, Sean, pendant ton voyage?

– Le plus *amazing* est quand j'ai fait du *Minjin*, qui est un genre de saut en *bungee*, au-dessus de la *rainforest*. J'avais *right* peur, mais c'est quelque chose que je voulais vraiment faire.

– Au début de notre aventure avec le RV, on a visité un petit village où il y avait des artistes qui vendaient des *didgeridoo*. Je voulais acheter un *didgeridoo* depuis le début du voyage, mais je savais qu'en l'achetant dans un petit village, j'encouragerais un artiste directement. J'avais regardé les prix à la *Resort* et c'était le double du prix qu'il le vendait dans le petit village. J'ai pu rencontrer l'artiste, il m'a montré comment en jouer, il m'a donné des CD pour continuer mon apprentissage et il m'a même fait un *deal* parce que j'avais vaincu le cancer.

– J'étais *right happy* d'avoir acheté mon *didgeridoo*, mais là, il fallait l'apporter partout avec nous dans le RV. *Let's just say* que c'est pas un instrument facile à déplacer. *But* mes parents m'avaient donné un budget et j'étais moi-même responsable de décider comment je voulais dépenser cet argent.

Les parents de Sean ont encore en mémoire les décisions prises par leur fils, à cette époque :

– Sean était aventurier comme on ne l'avait jamais connu auparavant, se rappellent Chris et Lisette. Il était déjà un petit gars qui mordait dans la vie, avant, mais on dirait que son goût du risque, de l'aventure et de vivre chaque seconde au maximum était amplifié plus que jamais, me confient-ils entre quelques rires et quelques larmes tout en se remémorant ces souvenirs de leur fils.

– Au fil du voyage, mon père rencontrait des politiciens et j'allais parfois avec lui. Je recevais des cadeaux des gens qui nous accueillaient. De temps en temps, j'intervenais pour vanter Moncton ! Ha ! ha !

Tous les matins, pendant ce voyage qui fut le plus beau de sa vie, Sean faisait des devoirs qu'une enseignante lui avait préparés avant son départ. Sean voulait tellement reprendre une vie normale qu'il faisait tout pour être à jour lors de son retour en classe avec ses amis. Le cancer était maintenant chose du passé et il était à présent en pleine santé.

– Tous les soirs, on finissait nos journées avec un BBQ et on s'amusait en famille. Je pouvais même pratiquer mon *didgeridoo* et casser les oreilles de mes parents! Ha! ha!

– Sean était si déterminé à avoir le meilleur temps de sa vie! Il faisait son budget, et, tous les deux ou trois jours, il choisissait une activité qui comportait parfois de grands risques. Un peu comme s'il remplissait une mission: vivre sa vie au maximum… un peu comme s'il savait que c'était sa dernière sortie dans ce paradis terrestre, se souviennent ses parents en me montrant des photos de Sean lors de ce voyage mémorable.

– Sean était déjà au paradis, au fond, avec ce voyage en Australie. C'était même plus beau que ce que Bronwyn lui avait raconté lors de ses premiers traitements à IWK, à Halifax.

Sean et ses parents mirent ensuite le cap sur la Nouvelle-Zélande.

– Mes parents m'avaient donné le choix entre deux destinations: Oluru, qui est un autre lieu en Australie, ou bien la Nouvelle-Zélande. Ma décision a été très rapide. Je voulais aller en Nouvelle-Zélande plus que tout, «cause» c'est là qu'ils ont tourné *The Lord of the Rings*. C'est *right* difficile à décrire sans dire que c'était *just unreal*! On était collés au pare-brise tellement les scènes et les paysages étaient *breathtaking.*

– Un jour, mon père a voulu prendre un raccourci. On avait le choix entre une route qui semblait très courte et une autre qui semblait plus longue pour se rendre au même endroit. Mon père a choisi le chemin le plus court et je pense qu'il l'a regretté.

Chris se souvient, en effet :

– Après quelques mètres sur la route, on a vu une affiche qui annonçait que la limite permise n'était que de 5 km à l'heure. Nous avons rapidement compris pourquoi. Cette petite route n'arrêtait pas de monter dans les montagnes. En peu de temps, je me retrouvais donc à des milliers de mètres en altitude, sur un chemin très étroit sans garde-fou, à conduire sur le côté opposé auquel nous sommes habitués, en Amérique, et j'en étais complètement effrayé. J'avais plus l'impression d'être au volant d'un Cessna que d'un motorisé. Disons que ce fut les plus longs 50 kilomètres que j'ai eu à conduire de ma vie !

– Sean était mort de rire à l'arrière. On aurait dit qu'il éprouvait un malin plaisir à voir son père effrayé par la situation. Lui qui, après tout, n'avait voulu que sauver du temps en prenant un raccourci, ajoute Lisette, sourire en coin, tout en se rappelant ce précieux moment.

– Pourquoi est-ce que l'Australie est le plus beau souvenir de ta vie, Sean ?

– En plus du fait que c'était *amazing*, ce que je retiens le plus, c'est que j'étais en santé. J'avais vraiment de la *hope* que mon cancer était disparu. Les paysages et l'expérience étaient *amazing, but most of all*, j'étais en santé et, tous les jours, j'avais la chance de m'amuser avec mes parents. C'était vraiment *cool* !

Salle d'attente

« Le seul fait de rêver est déjà important.
Je vous souhaite des rêves à n'en plus finir
Et l'envie furieuse d'en réaliser quelques-uns.
Je vous souhaite d'aimer ce qu'il faut aimer
Et d'oublier ce qu'il faut oublier…
Je vous souhaite des passions.
Je vous souhaite des silences.
Je vous souhaite des chants d'oiseaux au réveil
Et des rires d'enfants…
Je vous souhaite de résister à l'enlisement,
À l'indifférence, aux vertus négatives de notre époque.
Je vous souhaite surtout d'être vous… »

JACQUES BREL

« Le mode de vie des individus joue un rôle prépondérant sur les risques de développer un cancer. »

Source : Les aliments contre le cancer, *Dr Richard Béliveau et Dr Denis Gingras, Éditions de Trécarré*

« Qui a l'habitude de voyager… sait qu'il arrive toujours un moment où il faut partir. »

Paolo Coelho

« Le plus grand voyageur est celui qui a su faire une fois le tour de lui-même. »

Confucius

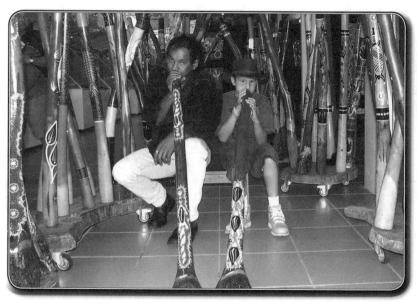

Sean, avec l'artiste, achetant son *didgeridoo* – Australie 2006.

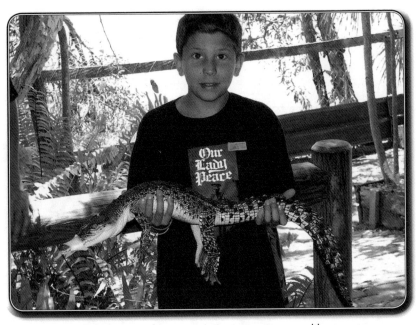

Sean tenant dans ses mains un petit crocodile –
Australie 2006.

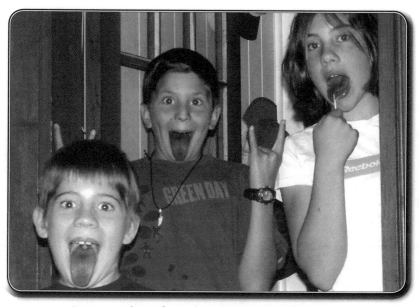

Sean avec les enfants de Bronwyn à l'Halloween –
Australie 2006.

9ᵉ AIGUILLE

Sean au Hall of Fame du hockey

– Quand j'étais à l'école, j'entendais parfois des gens dire que j'étais chanceux d'avoir le cancer parce que je recevais plein de cadeaux! C'était *right* la pire chose à entendre. J'échangerais n'importe quel cadeau, n'importe quel voyage ou n'importe quel souhait à la *Fondation Rêves d'enfants* pour avoir la santé. *But down the road*, j'ai aussi réalisé comment c'était important d'avoir des attentions ou cadeaux *right* spéciaux quand on a le cancer, «cause» on est des personnes spéciales.

- Recevoir une attention particulière ou des cadeaux, ça te donne *right* beaucoup d'espoir. Pour un instant, ça change ton *focus* et ça te permet de te sentir ailleurs, un endroit où il n'y a plus de douleur.

Au fil de ses nombreuses luttes contre le cancer, Sean aura reçu de nombreux beaux cadeaux de la part de plusieurs de ses idoles.

Le groupe de rock Nickelback, les Our Lady Peace et Chantal Kreviazuk, entre autres, sont tous des artistes qui ont accepté de rencontrer Sean après leur spectacle à Moncton.

- J'ai reçu des bâtons pour jouer du *drum*, des *pics* de guitare, des t-shirts autographiés, des CD de musique, des *posters*, et, en plus, j'ai eu la chance de parler à mes idoles et leur raconter mon histoire. Ils étaient *right* beaucoup touchés et impressionnés par mon courage.

- J'ai aussi eu la chance de rencontrer Wilfred Le Bouthillier *backstage* après son spectacle. Il a été *right* généreux de son temps et il m'a écouté lui raconter mon histoire.

Lorsque Sean me parle de ces événements, ses yeux sont si pétillants et il est si enjoué d'avoir pu vivre ces expériences que j'en viens à comprendre exactement ce qu'il m'expliquait :

- Ce ne sont pas des cadeaux, mais plutôt des gestes qui donnent espoir, des moments où le *focus* n'est plus sur la douleur.

Une organisation qui aura été fort généreuse à l'endroit de Sean aura été sans contredit les Wildcats de Moncton.

– J'ai souvent été dans la chambre des Wildcats pour voir les joueurs. En tout, j'ai quatre bâtons des Wildcats, dont un de Luc Bourdon. C'est des *hockey sticks* qui valent *right* cher. Les joueurs me posaient des questions sur ma maladie et ils m'encourageaient toujours quand ils me voyaient.

– Un jour, James Sanford est venu me visiter à l'hôpital alors qu'il n'était plus un Wildcat. Il est resté avec moi tout au long d'une transfusion sanguine. Je m'étais senti *right* important et c'est un très beau souvenir.

J'avais ainsi compris l'importance de porter des attentions particulières aux personnes qui affrontent de dures épreuves comme Sean. Je m'apprêtais donc à poser une autre question à Sean quand il me dit :

– But la *right* plus *awesome* chose que j'ai reçue de ma vie est une lettre de Roberto Luongo, mon idole, et une lettre qui me dit que je vais être au Hockey Hall of Fame, dans la version virtuelle.

– Un jour, en revenant du chalet, il y avait une grosse boîte devant la porte de la maison. Je pensais que c'était pour mon père, mais, en me rapprochant de la boîte, j'ai réalisé que c'était à mon attention.

– J'étais *right* excité de voir ce qu'il y avait à l'intérieur de la boîte. Mes parents étaient *right* excités aussi.

Son père se souvient:

– Sean n'a jamais été le genre d'enfant à ouvrir tous
ses cadeaux en un seul coup. Il voulait toujours
vivre le moment présent et prolonger le plaisir en
appréciant chacun de ses cadeaux. Lisette et moi,
on voulait qu'il sorte tous les articles de la boîte
rapidement, mais Sean les sortait un à la fois en les
admirant longuement et en les appréciant tour à
tour. Sean ne montrait jamais ce qu'il avait reçu…
il le présentait, il le racontait et il vivait le cadeau
en même temps qu'il le découvrait.

Sean conserve de beaux souvenirs de ce colis:

– J'ai reçu une casquette des Canucks de Vancouver
avec mon nom, un vrai gilet de la NHL des
Canucks, une plaque avec le logo des Canucks
de Vancouver mentionnant que je suis leur *fan*
numéro 1, des magazines de la NHL, et j'ai reçu
une lettre signée de la main de mon idole, Roberto
Luongo. Je ne pouvais pas en croire mes yeux
tellement c'était un moment *AMAZING*.

La lettre de Roberto Luongo le félicitait pour son
courage dans ses luttes contre le cancer. Roberto l'encourageait et le remerciait de soutenir les Canucks et
de ne surtout jamais abandonner dans sa lutte contre
la «leucémie».

– J'étais *right* fier d'avoir reçu cette lettre de Roberto,
mais j'aurais aimé clarifier que je n'étais pas atteint
de la leucémie. Je n'étais pas fâché contre lui, mais
je voulais avoir la chance de parler à mon idole

et lui dire directement ce que j'avais réellement eu comme maladie. La leucémie est une maladie *right* difficile, mais j'aurais voulu qu'il sache que ce que j'ai eu à «fighter» à trois reprises était encore pire que la leucémie.

Entre la réception de la lettre de Roberto et le décès de Sean, ses parents ont fait plusieurs efforts pour joindre l'organisation des Canucks et les convaincre d'organiser un appel entre Roberto et Sean.

– Ils voulaient bien organiser le tout, mais Roberto était en vacances. Il allait donc être difficile d'organiser l'appel. La semaine avant que Sean ne décède, nous avons reçu deux appels d'Orlando, où Roberto passait ses vacances. On ne saura jamais si c'était lui qui tentait de communiquer avec Sean, mais le simple fait que son idole tentait de le joindre faisait plaisir à Sean, me confient Chris et Lisette.

– J'ai aussi reçu une lettre qui disait qu'en envoyant une photo de moi au Hall of Fame, elle allait être insérée dans la section virtuelle de leur site à titre de membre honoraire. Une fois que j'aurai envoyé ma photo, elle y apparaîtra, pour tous ceux qui en feront la recherche sur le site du Hall of Fame. C'est *right cool*!

Après avoir écouté Sean me raconter son récit sur l'importance d'accorder des attentions particulières aux gens qui traversent de difficiles épreuves, je ne pouvais m'empêcher de penser à une citation que j'affectionne particulièrement. Cette citation vient de Jean Giraudoux et elle représente à merveille le cadeau que Sean venait de me donner : « La vie est un cadeau si merveilleux que tout être généreux ne peut avoir qu'une ambition, l'offrir. »

Salle d'attente

« Aimes-tu la vie comme moi
Vois-tu la vie comme ça
Aimes-tu la vie comme moi
Vois-tu la vie comme ça
Dis-le-moi »

GEORGE THURSTON (BOULE NOIRE)

« Une alimentation diversifiée, riche en fruits et en légumes, couplée au contrôle de l'apport calorique de façon à éviter l'excès de poids constitue une façon simple et efficace de réduire significativement les risques d'être touché par le cancer. »

Source : Les aliments contre le cancer, *Dr Richard Béliveau et Dr Denis Gingras, Éditions de Trécarré*

« Nous avons deux options dans la vie, tant au niveau médical qu'émotionnel : abandonner ou se battre tous les jours comme si notre vie en dépendait. »

LANCE ARMSTRONG

10ᵉ AIGUILLE

Mes parents, la plus belle injection que j'ai reçue de ma vie

– C'est *right* important de dire aux gens qu'on aime comment est-ce qu'on les apprécie. Parfois c'est difficile de l'exprimer, mais c'est *right* important. Par exemple, quand c'est la fête de ma mère, même si j'ai de la *pain*, j'essaie de faire des petites choses spéciales. Je lui dis merci souvent pour tout ce qu'elle fait et je lui dis comment je l'aime. Même si elle comprend tout ça, c'est important de le lui dire. Je vois qu'elle aime vraiment ça.

– Ma mère a toujours été avec moi. Des fois, c'est difficile de la voir « brailler ». Elle braillait parce qu'elle ne voulait pas me voir dans toute la *pain* que j'avais. Elle était tellement présente que des fois, moi, je voulais la voir partir pour aller se reposer. Ça me faisait de la peine de voir ma mère avoir de la peine et les yeux rouges.

Lisette se rappelle très bien cette façon d'être de Sean :

– Un jour, après plusieurs mois de lutte contre le cancer, Sean m'a dit : Quand tu as dû quitter ton travail pour t'occuper de moi, j'avais peur que ça deviendrait trop pour toi et que tu allais nous quitter… Alors qu'il luttait pour sa vie, il se préoccupait de mon bien-être. J'étais si impressionnée par sa façon d'être.

Sean poursuit :

– Des fois, quand je « braille », tout le monde « braille ». Des fois, il faut juste laisser aller les choses. C'est toujours bien de « brailler », de laisser aller. Moi, je « braille » parce que je ne vois pas mes *friends*, parce que j'ai de la *pain* chaque matin, parce que j'peux pas courir. Mes parents m'avaient acheté un trampoline et une *dirt-bike* et je ne peux pas les utiliser… ça devient très frustrant, alors des fois je pleure.

– Qu'est-ce que tu as le plus appris de ton papa et que retiens-tu de lui ?

– Mon père est toujours là quand je le veux. Je sais qu'il *fight* vraiment dur pour des changements à Fredericton. Mon père « braille » aussi avec moi et c'est plus bon de pleurer avec lui parce que je ne le vois pas souvent. J'aime vraiment être beaucoup avec lui. Il m'aide à contrôler mes frustrations quand je « braille ». Il me parle et ça me fait du bien.

– La plus grande leçon que mon père m'a apprise, c'est que c'est important de « fighter » pour c'que je veux. Des fois, à l'hôpital, je peux attendre des heures. Si je ne *fight* pas, je pourrais attendre encore plus longtemps. Des fois j'attends, j'attends et j'attends pendant des heures dans des salles d'attente. Là, souvent je me lève et je vais dire que je ne veux plus attendre.

– Est-ce que ça fonctionne quand tu fais ça, Sean ?

– Des fois, il faut que j'y retourne plus qu'une fois ! Ha ! ha !

– Quand j'ai eu mon cancer à la main, les docteurs ont dit que je devrais me faire enlever un doigt. Mon père a « fighté » pour avoir une deuxième opinion, les tests ont été faits à Toronto et, finalement, je n'ai pas eu à me faire amputer un doigt.

– *So*, mon père a sauvé mon doigt ! *So*, mon père m'a appris qu'il faut avoir de la détermination et « fighter » pour ses *rights*.

– Et ta maman? Qu'est-ce que tu retiens le plus de ta maman?

– Ma mère est toujours là pour m'aider avec tout. C'est comme une super *nurse* qui te donne *right* beaucoup d'amour. Elle m'aide pour tout et avec tout. Si je n'avais pas ma mère, je ne serais pas ici aujourd'hui, *that's for sure.* Elle est *AMAZING*, elle est toujours là, elle est toujours à côté de moi quand je suis malade, elle m'aide, et quand je pleure de douleur, elle me répète toujours : « *Hang on, Sean.* »

– *So* j'pense que ma mère m'a appris que c'est important d'être présent pour les gens qu'on aime et d'avoir de la sensibilité quand ces personnes traversent des moments difficiles.

– Sean n'a jamais manqué une occasion de nous laisser savoir comment est-ce qu'ils nous appréciaient, et il nous aura quittés exactement dans cet esprit, me confient Chris et Lisette en se remémorant les derniers moments de Sean sur terre.

– La maison était si calme, et on y avait allumé des chandelles un peu partout. On a brûlé de l'encens toute la journée afin d'apaiser l'atmosphère. À tour de rôle, Chris et moi, ainsi que les gens très proches de Sean, on se succédait à son chevet. Les gens allaient prier et allaient lui parler alors qu'il était en état comateux, m'explique Lisette avec une expression si triste, mais si paisible à la fois.

Son père, Chris, enchaîne :

– Les dernières minutes de Sean, Lisette et moi étions à son chevet et il arrivait à sortir de son coma pour des petites périodes de temps. Lorsqu'il ouvrait les yeux, on tentait de lui expliquer qu'il pouvait partir, que c'était O.K. d'aller au paradis. On voulait qu'il sache que ce qui l'attendait était beau. Qu'il n'y aurait plus d'hôpitaux, plus de « chimio », plus de radiothérapie, plus de chirurgies, plus de douleur et, surtout, plus d'aiguilles… une vie normale, comme il le rêvait.

– Il avançait les lèvres avec difficulté et on lui donnait de petits baisers comme pour tenter d'apaiser sa lutte et lui transmettre notre amour une dernière fois. Et c'est à cet instant que Sean est faiblement sorti de son coma et qu'il nous a dit d'une petite voix : *« You'll never know how much I love you. »*

« You'll never know how much I love you » ont été les derniers mots que Sean aura prononcés à ses parents, Chris et Lisette.

Jusqu'à son tout dernier moment sur terre, ce petit bonhomme aura vécu dans l'amour et jusqu'à la dernière seconde, il aura incarné ses propres mots : « C'est *right* important de dire aux gens qu'on aime comment est-ce qu'on les apprécie. Parfois c'est difficile de l'exprimer, mais c'est *right* important ! »

C'est sur ces mots que je laisserai la parole à Sean une dernière fois. En espérant que son histoire, sa philosophie et ses mots vous inspireront un peu plus tous les jours à célébrer la vie comme il le faisait. La parole est à toi, mon ami…

«Vivez chacune de vos journées comme s'il s'agissait de votre dernière.»

Sean Collins

«Je n'ai jamais pensé un jour que je n'allais plus être capable de marcher, de courir, de nager, de faire les petites choses simples que j'aimais faire, *you know.* J'aimerais dire aux gens qu'il est *right* important de faire les choses que l'on veut faire le plus tôt possible.»

Sean Collins

«Si tu as la santé, *everything else is no biggy*».

Sean Collins

«On devrait tous vivre notre vie comme si c'était toujours le dernier jour d'école: heureux et excité de notre journée, du moment.»

Sean Collins

«Quand j'ai appris que j'avais le cancer pour la troisième fois, j'ai pleuré *right* longtemps et je voulais juste mourir. Je me demandais *«why me, why me* et *why me?».* *But again*, je peux me dire *«why me?»*, ou je peux me dire *«why not me?»* et continuer à faire des choses.»

Sean Collins

«J'ai déjà eu une vie normale, *you know.*»

Sean Collins

« C'est *right* important de dire aux gens qu'on aime comment est-ce qu'on les apprécie. Parfois c'est difficile de l'exprimer, mais c'est *right* important. »

S<small>EAN</small> C<small>OLLINS</small>

« Recevoir une attention particulière ou des cadeaux, ça te donne *right* beaucoup d'espoir. Pour un instant, ça change ton *focus* et ça te permet de te sentir ailleurs, un endroit où il n'y a plus de douleur. »

S<small>EAN</small> C<small>OLLINS</small>

« On a la vie qu'on a pis y faut en faire le *best out of it, you know.* »

S<small>EAN</small> C<small>OLLINS</small>

« Merci ! »

S<small>EAN</small> C<small>OLLINS</small>

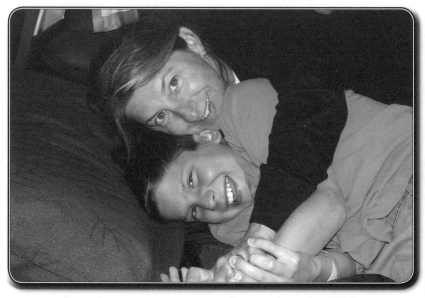

Sean s'amusant avec sa mère, Lisette – Australie 2006.

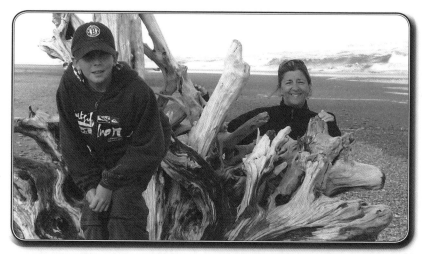

Sean avec sa mère, Lisette – Nouvelle-Zélande, nov. 2006.

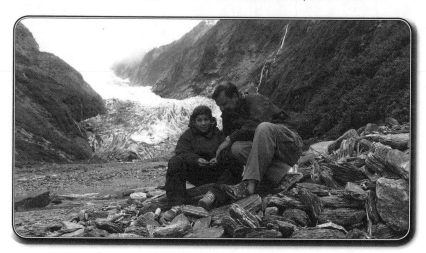

Sean et son père, Chris – Nouvelle-Zélande
(Fox Glacier), nov. 2006.

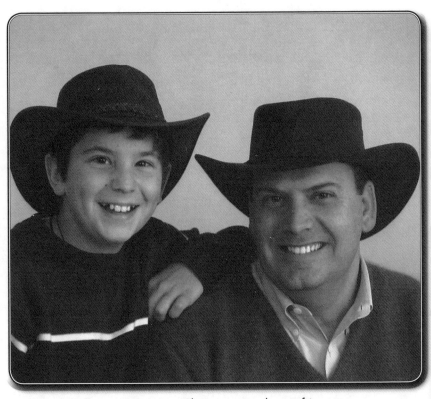

Sean et son père, Chris, portant chacun fièrement
un chapeau australien – janvier 2007.

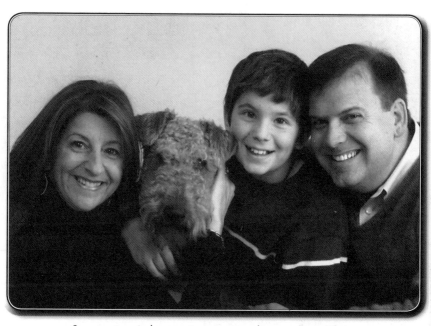

Sean entouré de sa mère, Lisette, de son père, Chris,
et de son chien, Emily – janvier 2007.

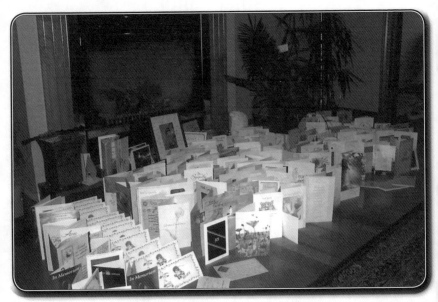

Les cartes de condoléances – juillet 2007.

NOTE SUR L'AUTEUR

Martin Latulippe

Conférencier et auteur de renommée internationale dans le domaine de la motivation et du développement personnel depuis près d'une décennie, Martin Latulippe a aidé des milliers d'individus et d'organisations à éveiller et à réaliser leur plein potentiel.

Les conférences et les séminaires d'inspiration de Martin ont inspiré plus de 250 000 participants du Canada et d'ailleurs à faire le chemin entre aujourd'hui et leur plus grand potentiel.

Martin est à présent âgé de 32 ans, et il est coauteur de deux livres best-seller. Il est devenu un conférencier très recherché dans les domaines de la motivation, du service à la clientèle, du leadership, de l'entrepreneuriat et de la gestion du changement.

En 2001, Martin a agi à titre de capitaine de l'équipe canadienne de hockey universitaire, aux Championnats mondiaux des sports universitaires, en Pologne, où le Canada a remporté la médaille d'argent.

Dans la vie de tous les jours, Martin et son épouse, Chantal, sont les heureux parents d'un petit garçon qui se nomme Kaël.

www.martinlatulippe.ca